Moataz El Semary

Análise biomecânica do movimento de sentar para andar em doentes de Parkinson

Moataz El Semary

Análise biomecânica do movimento de sentar para andar em doentes de Parkinson

ScienciaScripts

Imprint

Cover image: www.ingimage.com

This book is a translation from the original published under ISBN 978-620-2-31157-1.

Publisher:
Sciencia Scripts
is a trademark of
Dodo Books Indian Ocean Ltd. and OmniScriptum S.R.L publishing group

120 High Road, East Finchley, London, N2 9ED, United Kingdom
Str. Armeneasca 28/1, office 1, Chisinau MD-2012, Republic of Moldova, Europe
Managing Directors: Ieva Konstantinova, Victoria Ursu
info@omniscriptum.com

Printed at: see last page
ISBN: 978-620-8-38214-8

Agradecimentos

Antes de mais, graças a ALÁ, o mais compassivo, o mais misericordioso.

Gostaria de estender os meus profundos agradecimentos a todos os membros do departamento de fisioterapia para doenças neuromusculares e sua cirurgia pela sua cooperação neste livro.

Por último, mas não menos importante, gostaria de expressar os meus agradecimentos à minha mulher, à minha filha e aos meus pais, que sempre me motivaram tanto a nível pessoal como profissional. Pai e mãe, as suas conquistas fizeram-me querer trabalhar mais e realizar mais. Obrigado pelos sacrifícios que fizeram para me dar a oportunidade de ter sucesso, por terem sempre apoiado a minha decisão e por me terem sempre encorajado e orientado ao longo do caminho. Não consigo imaginar onde estaria hoje.

Prefácio

A transferência do sentar para o andar é um fator determinante da independência e 44% dos doentes de Parkinson referiram dificuldades. A diminuição da taxa de aumento da força é utilizada para identificar os idosos que caem. A diminuição da taxa de produção de força pode, portanto, ajudar a identificar as pessoas com doença de Parkinson em risco de queda.

Os mecanismos subjacentes que predispõem um indivíduo a perder força durante a progressão clínica da doença de Parkinson têm-se revelado elusivos, especialmente durante a realização de tarefas funcionais como a transferência de sentar para andar. Assim, este estudo será realizado para analisar e avaliar quantitativamente a interação pé-joelho-quadril durante a mudança de posição de sentado para andar.

Apesar de a STW ser uma atividade diária muito comum, não existem estudos conhecidos sobre a STW nos doentes com DP e são muito limitados os dados que descrevem a STW nos idosos, nem foram estudadas as variáveis de iniciação da marcha ou STS em conjunto com a STW.

ÍNDICE

CAPÍTULO 1

O sistema extra-piramidal:

-Definição

Inclui todas as fibras que podem influenciar a atividade da placa motora terminal e que não passam pelo trato piramidal. É composto por diferentes centros dispersos em diferentes níveis do eixo neural e todos estão interligados através de uma estação celular principal (o globo pálido). Os diferentes centros e fibras do sistema extra-piramidal estão situados nos seguintes níveis do eixo neural:

1. Nível cortical: principalmente no lobo frontal e, em menor grau, nos lobos parietal, temporal e occipital.
2. Nível telencefálico (gânglios basais): inclui o núcleo caudado e o núcleo lentiforme (que é formado pelo globo pálido e pelo putamen).
3. Nível diencefálico: inclui o tálamo, o hipotálamo e o subtálamo.
4. Nível mesencefálico (mesencéfalo): incluindo o núcleo rubro e a substância negra.
5. Nível pontino: incluindo os núcleos reticulares pontinos.
6. Nível cerebelar .[1]

-Anatomia

Os gânglios basais (ou seja, o núcleo caudado, o putâmen e o globo pálido) são massas subcorticais de massa cinzenta que incluem um grupo de núcleos no cérebro associados a funções motoras e de aprendizagem.

Os gânglios basais dorsais ou sensório-motores são compostos por:

1) Três núcleos situados na base do córtex cerebral (caudado, putamen e globus pallidus).

2) Dois núcleos do tronco cerebral (núcleo vermelho e S.N).
3) Substância negra.
4) Núcleo subtalâmico.

Os gânglios basais ventrais estão intimamente relacionados com o sistema límbico; ilustrado na Fig. (1a, b) .[2]

-Fisiologia

O caudado e o putamen são compostos por neurónios que disparam muito lentamente, enquanto os neurónios do globo pálido disparam tonicamente a taxas bastante elevadas. O neostriatum e o globo pálido têm um papel funcional importante no controlo do nível de atividade do córtex cerebral. A entrada dos gânglios basais no córtex aumenta a magnitude das entradas excitatórias subsequentes. As interações entre os gânglios basais e o córtex podem ser importantes em tarefas em que é necessário reter uma resposta até à ocorrência de um estímulo importante. Os neurónios da porção eferente dos gânglios basais respondem com aumentos ou diminuições fásicos de atividade que, por sua vez, afectam a atividade do tálamo e, consequentemente, do córtex. Uma diminuição da atividade do segmento interno do globo pálido elimina a inibição do tálamo, permitindo assim a ativação cortical. As vias indirectas são consideradas como um travão da atividade em curso .[3]

-Funções dos gânglios basais

1) Ajudar a planear sequências de padrões de movimento e modificar as suas dimensões espaciais.
2) Executar padrões de movimento aprendidos no subconsciente.
3) Iniciar e regular os movimentos intencionais grosseiros do corpo.
4) Postura de controlo adoptada pelo corpo para realizar um determinado movimento voluntário.
5) É principalmente inibitória do tónus muscular .[4]

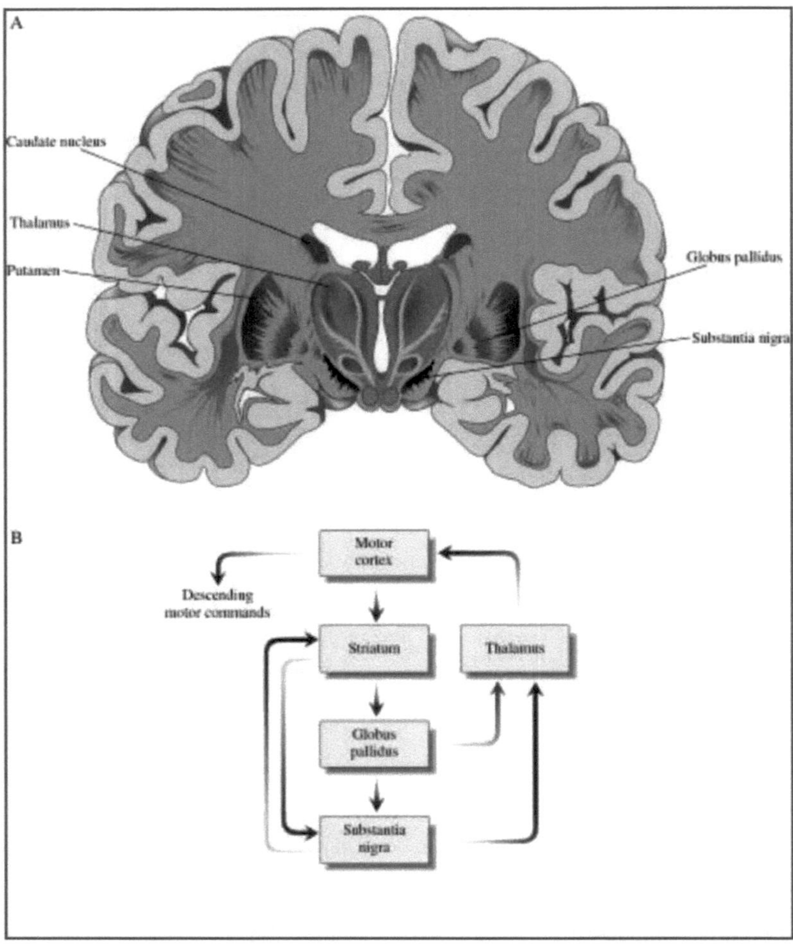

Fig. (1a, b): Núcleos basais e suas conexões (Bear et al., 2001) .[2]

Doença de Parkinson (DP)

-Panorama histórico da DP

A doença de Parkinson é uma doença crónica com problemas importantes que exigem adaptações pessoais e sociais. Pensa-se que a incidência da doença de Parkinson seja de 1% da população em geral e estima-se que atinja 10% na população com mais de 65 anos de idade. A natureza progressiva da doença de Parkinson causa frequentemente perturbações nas funções quotidianas. Os sinais clássicos são rigidez, bradicinesia, tremores e perda de reacções posturais .[5]

James Parkinson (1817) é o primeiro a descrever a constelação de sintomas que atualmente tem o seu nome em "An Essay on the Shaking Palsy" (Ensaio sobre a paralisia por tremor), baseado na observação de seis doentes com sintomas semelhantes.

A doença de Parkinson, ou parkinsonismo idiopático, é uma doença crónica progressiva da componente motora do SNC, caracterizada por rigidez, tremores, bradicinésia e comprometimento dos reflexos posturais. A forma mais comum de DP é idiopática, o que implica que a causa é desconhecida. Uma teoria defende que a perda ou lesão das células produtoras de dopamina no início da vida, devido a infeção ou toxicidade, pode não ser suficiente para causar a DP. No entanto, a perda adicional de neurónios com o processo natural de envelhecimento fisiológico pode acrescentar-se cumulativamente a essa perda inicial, e os sinais de DP são observados quando se atinge um determinado nível crítico; ilustrado na Fig. (2) .[6]

Trata-se de uma doença neurológica lentamente progressiva causada pela degeneração dos neurónios dopaminérgicos na substância negra. Tremor, bradicinésia, rigidez, instabilidade postural e perturbações da marcha são caraterísticas cardinais da doença de Parkinson[7] . A doença de Parkinson (DP) é um distúrbio neurodegenerativo crónico progressivo do movimento, definido pela presença de tremor, rigidez e bradicinesia .[8]

As manifestações clínicas incluem o desenvolvimento de posturas fixas anormais, reacções posturais automáticas diminuídas, padrão de marcha festinante, fadiga, expressão facial tipo máscara e disfunção do sistema nervoso automático[9] . A doença de Parkinson está associada à tendência para assumir e manter posturas fixas. Todos os aspectos dos movimentos são afectados, incluindo: a iniciação, a alteração da direção e a capacidade de parar o movimento[10] . As posturas flexionadas da cabeça, do pescoço e do tronco conduzem a perturbações do equilíbrio e da reação de endireitamento que foram produzidas na doença de Parkinson pela ablação do globo pálido bilateralmente .[11]

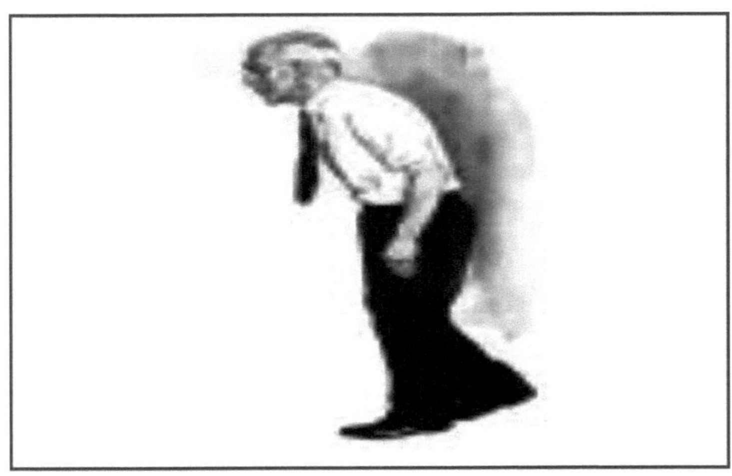

Fig (2): anormalidade postural típica na doença de Parkinson (Friedman) .[12]

Estudos anteriores indicaram que os indivíduos com doença de Parkinson têm uma massa muscular e uma força significativamente menores do que os seus pares saudáveis[13] . Os mecanismos subjacentes que predispõem um indivíduo para a perda de força durante a progressão clínica da doença de Parkinson têm-se revelado elusivos, especialmente durante a realização de tarefas funcionais.

Embora seja evidente na literatura que a função é prejudicada em indivíduos com Parkinsonismo .[14]

Foi relatado que os indivíduos com doença de Parkinson (DP) têm dificuldade em levantar-se de uma posição sentada e demonstram deficiências na capacidade de controlar movimentos sequenciais e/ou coordenados das articulações .[15]

Parkinson descreve a marcha como uma tarefa que não pode ser efectuada sem uma atenção considerável à medida que a doença progride. Mais especificamente, Parkinson descreve as pernas como sendo incapazes de se elevarem a uma altura suficiente. Estas duas caraterísticas são descritas como aumentando o risco de quedas. À medida que a doença progride, a marcha torna-se cada vez mais difícil devido à postura inclinada para a frente. Parkinson descreve o doente como sendo obrigado a pisar os dedos dos pés e a parte anterior do pé para evitar cair devido ao aumento da inclinação do tronco para a frente .[16]

-Causas e epidemiologia

A doença de Parkinson é uma doença relativamente comum, com uma prevalência estimada de 244/100.000. A variação geográfica da taxa de prevalência da doença de Parkinson foi mais frequente na América do Norte e na Europa do que no Japão, na China e em África, o que sugere um maior risco de doença de Parkinson nos caucasianos, como mostra o quadro (1) .[17]

Tabela (1): Factores associados ao aumento do risco de doença de Parkinson ***(Tanner et al.)*** **.**[18]

Aging, gender (men), and race (Caucasian).
Family history of Parkinson's disease.
Life experience: • Trauma. • Emotional stress. • Personality (shyness and depression).
• Environmental exposures. • Metals (Manganese and iron). • Drinking well water. • Farming. • Rural residence. • Wood pulp mills. • Steel alloy industries. • Herbicide and pesticide exposure (dieldrin). • MPTP and MPTP- like compounds.
Infectious agents.

O género não parece ser um fator de risco significativo no desenvolvimento da doença de Parkinson, muitos estudos mostram que homens e mulheres são afectados em números aproximadamente iguais. No entanto, existe uma ligeira preponderância no género masculino .[19]

A nível ambiental, foi sugerido que a exposição a determinados agentes tóxicos, monóxido de carbono, manganês, cianeto e metanol, danifica os gânglios basais e produz sintomas semelhantes aos de Parkinson. A exposição cumulativa ao MPTP (1-metil-4-fenil-1, 2, 3, 6-tetrahidropiridina) também foi sugerida como causa da DP .[20]

Allam et al.[21] descobriram que apenas 12,5% dos doentes diagnosticados com DP tinham uma história familiar de DP. Não há provas que sugiram que a homozigose do gene tau H1 esteja associada a um risco acrescido de DP e que a variação genética comum contribua para a sua patogénese. Healy et al.[22] cita dados que apoiam até 12 genes (α Synuclein, parkin,

DJ-1, PINK1, UCHL1, NR4A2, synphilin-1, PARK3, 8, 9, 10, 11) que podem estar associados a várias formas de DP e parkinsonismo.

Embora o diagnóstico da doença de Parkinson seja feito com base em critérios clínicos, o diagnóstico da doença de Parkinson foi considerado incorreto em cerca de 24% dos casos de autópsia, mas outro estudo sugeriu uma taxa de 10% .[23]

-Patogénese

A doença de Parkinson é frequentemente designada como uma perturbação dos gânglios basais, mas, mais especificamente, a base orgânica da doença de Parkinson é a degeneração das entradas da substância negra para o estreito. Os gânglios basais são constituídos por vários núcleos subcorticais; entre eles, o putamen e o núcleo caudado são os principais núcleos de entrada, ao passo que o segmento interno do globo pálido e a pars reticulata da substância negra constituem os principais núcleos de saída .[24]

Os gânglios basais têm ligações a muitas partes do cérebro. Os gânglios basais são importantes na organização e regulação do comportamento motor. Desempenham um papel crucial na iniciação e no controlo do movimento e da postura. Apesar da ausência de ligação direta aos sistemas motores alfa ou gama, os inputs provenientes do córtex motor, de outras áreas do córtex e do tálamo são processados pelos gânglios basais e influenciam indiretamente os sistemas de saída motora .[25]

Numerosos neurotransmissores, incluindo a dopamina, o glutamato, a acetilcolina, a encefalina e o ácido gama-amino-butírico, exercem influências inibitórias ou excitatórias em múltiplas vias que envolvem os gânglios basais. A ação equilibrada destes neurotransmissores assegura o funcionamento normal dos gânglios basais com um efeito inibidor líquido no tálamo .[26]

Quando os gânglios basais estão a funcionar de forma anormal na doença de Parkinson, a iniciação e a execução das sequências motoras são perturbadas e os movimentos resultantes são reduzidos em amplitude e mais lentos. Os planos de movimento podem ser miniaturizados e a capacidade de alternar entre planos é prejudicada. A redução da velocidade e da amplitude dos movimentos manifesta-se nos movimentos voluntários, em particular nos que envolvem programas motores gerados internamente e especializados, como a marcha e a postura .[27]

-Classificação e diagnóstico

Os Critérios de Diagnóstico Clínico do Banco de Cérebros da Sociedade de Doença de Parkinson do Reino Unido definem o diagnóstico de DP como: bradicinésia e pelo menos um dos seguintes: rigidez muscular, tremores de repouso de 4-6 Hz, instabilidade postural não causada por disfunção visual, vestibular, cerebelar ou proprioceptiva primária[28] . Embora a definição patológica da doença de Parkinson inclua uma perda significativa de células pigmentadas produtoras de dopamina na substância negra e a presença de corpos de Lewy, o diagnóstico clínico é efectuado com base na presença de corpos de Lewy. O diagnóstico clínico é efectuado com base na história e no exame clínico. Até à data, os testes laboratoriais e as técnicas de imagiologia são úteis para excluir outros processos que possam apresentar sintomas parkinsonianos, mas ninguém conseguiu diagnosticar definitivamente a doença de Parkinson .[29]

A constelação de deficiências motoras que inclui bradicinésia, rigidez e instabilidade postural pode ser causada por um grande número de condições que perturbam os circuitos nigro-estriatais nos gânglios basais, secundárias a uma diminuição da dopamina disponível. Estas outras causas incluem lesões estruturais, perturbações metabólicas, exposição a toxinas, fármacos que interferem com as vias dopaminérgicas nos gânglios basais, síndromes de Parkinson-plus e perturbações hereditárias apresentadas na tabela (2). Cada uma delas tem um prognóstico e uma via de tratamento diferentes da doença de Parkinson .[30]

Tabela (2): Classificação do Parkinsonismo *(Tanner et al).*[31]

Idiopathic Parkinson's disease	(Lewy body disease).
Genetic Parkinson's disease	α Synuclein mutations AD Parkin mutations AR, UCHL1 mutations AD.
Subcortical degenerations	Striatonigral degeneration. Multiple system atrophy. Progressive supranuclear palsy. Corticobasal degeneration. Guamanian dementia. Huntington's disease. Hallervorden-Spatz disease. Pallidal atrophy.
Cortical degenerations	Alzheimer's disease. Hydrocephalus. Hemiparkinsonism- hemiatrophy.
Metabolic disorders	Dopa responsive dystonia. Wilson's disease. Chronic liver failure. Hypoparathyroidism.
Basal ganglia lesions	Multi-infact disease. Tumours, fahr's syndrome.
Encephalitis	Encephalitis lethargica. Other viral infections.
Toxins	MPTP, CO, hypoxia, Mn, CS2 solvents, pesticides.
Drugs	Dopamine receptor blockers. L-dopamine depleting agents.

-Caraterísticas da doença de Parkinson:

Bradicinesia

A bradicinésia, ou seja, a lentidão dos movimentos, tem sido descrita como a principal perturbação que conduz a limitações funcionais nos doentes com DP. Todos os aspectos do movimento são afectados, incluindo a iniciação, a alteração da direção e a capacidade de parar um movimento depois de este ter começado, envolvendo movimentos voluntários e involuntários. Foi demonstrado que os doentes com DP são lentos na execução de movimentos balísticos e de rastreio simples dos membros superiores, bem como de movimentos mais complexos, como a iniciação da marcha, o movimento de sentar para levantar e o controlo postural. Isto pode ser causado por uma incapacidade de produzir uma força agonista adequada para corresponder à amplitude necessária .[32]

A fisiopatologia da bradicinésia ainda não foi totalmente determinada e uma das dificuldades da investigação é a distinção entre programação de movimentos e execução de movimentos. Uma causa sugerida é que a bradicinesia se deve a uma taxa prolongada de produção de força. Na maioria dos doentes com DP, a execução dos movimentos está mais comprometida do que a iniciação dos movimentos, o que se manifesta por tempos de movimento prolongados. A bradicinésia não é causada por rigidez ou incapacidade de relaxar; resulta antes da incapacidade de gerar força muscular com rapidez suficiente .[33]

A bradicinesia é uma dificuldade em iniciar o movimento e uma perda do movimento automático. A bradicinesia está presente em 77% a 98% dos doentes com doença de Parkinson). A hipocinesia é a caraterística mais comum do parkinsonismo. A bradicinésia é frequentemente mal interpretada pelo doente como fraqueza .[34]

Sabe-se também que os doentes de Parkinson têm problemas na iniciação dos movimentos. Isto pode ser atribuído em grande parte à fraqueza muscular e à redução da capacidade de gerar contracções musculares rápidas .[35]

Akinesia

É uma perturbação do início do movimento e manifesta-se na DP como uma escassez de movimentos naturais e automáticos. Entre os sinais cardinais da DP, a acinesia é o mais importante e contribui principalmente para a incapacidade associada à DP. Foram sugeridos três mecanismos possíveis para a acinesia. Em primeiro lugar, a acinesia pode ser um resultado direto de processos preparatórios deficientes, causados por uma deficiência de dopamina nigrostriatal. Em segundo lugar, a acinesia pode ser uma consequência secundária da rigidez causada pela libertação do controlo das estruturas talâmicas. Por último, a acinesia pode estar associada a humor depressivo e a perturbações da atenção em fases mais avançadas da doença .[36]

Tem sido sugerido que a bradicinésia é simplesmente o produto final de processos preparatórios prejudicados ou acinesia. Isto é improvável, uma vez que a acinesia e a bradicinesia podem refletir mecanismos diferentes. Este facto é apoiado por três conclusões: em primeiro lugar, a acinesia continua a ser consistentemente mais difícil de demonstrar do que a bradicinesia. Em segundo lugar, o grau de acinesia não se correlaciona com a bradicinesia. Por último, a bradicinésia responde ao tratamento com dopamina, ao passo que a acinesia não. A combinação de bradicinésia e acinesia durante a DP é também demonstrada por uma dificuldade crescente na realização de tarefas simultâneas ou sequenciais .[37]

Tremor

O tremor é a caraterística mais conspícua da DP e deu origem ao nome inicial da DP, "Paralisia Tremensional", cunhado pelo *Dr. Parkinson (1817).*

Schrag et al[38] descobriram que o primeiro sintoma a ser observado na maioria dos casos era o tremor, 59%, e estava presente em 82% dos doentes. Cerca de 70% dos doentes com DP apresentam movimentos rítmicos involuntários em repouso, que são mais visíveis nas extremidades distais e mais evidentes após o movimento. O tremor em repouso tem normalmente um ritmo regular de cerca de 4 a 7 batimentos por segundo e o tremor de ação é normalmente de 10 Hz. O tremor exacerba-se com tensão ou esforço, o que se designa por tremor de ação. Normalmente, o tremor começa por se manifestar nos dedos das mãos e nos polegares e é designado por tremor de rolamento, antes de, mais tarde, poder alastrar aos quatro membros e aos músculos da cabeça, do pescoço e da face.

O tremor é produzido perifericamente pela ativação alternada dos músculos agonistas e antagonistas, o que é diferente do tremor essencial, que é produzido por co-contrações oscilantes dos músculos agonistas e antagonistas. A causa central do tremor tem sido associada a uma atividade neuronal oscilante síncrona anormal nos gânglios basais. Estas oscilações neuronais são muito provavelmente causadas por redes neuronais fracamente acopladas das alças gânglios basais-álamo-corticais .[32]

Os processos fisiopatológicos subjacentes ao tremor de ação não são claros; pode dever-se a um aumento do número de unidades motoras que disparam em conjunto através de influências descendentes ou de mecanismos segmentares como o reflexo de estiramento. Qualquer que seja a natureza do tremor de ação, é evidente que este está sob controlo dopaminérgico .[39]

O tremor na doença de Parkinson é carateristicamente regular, rápido e rítmico. Pode limitar-se aos dedos da mão, com um movimento caraterístico de rolamento dos dedos e dos polegares. Ocorre em repouso, tende a desaparecer temporariamente quando o membro ou a mão é movido voluntariamente, mas regressa com um esforço persistente. O tremor é agravado pelo stress emocional e pela fadiga, mas tende a desaparecer durante o sono. Quarenta por cento dos doentes com doença de Parkinson queixam-se de tremor no momento da apresentação e 80% terão um tremor de repouso assimétrico evidente no exame .[18]

Rigidez

É definida como um aumento da resistência de uma articulação ao movimento passivo ao longo de toda a amplitude de movimento. Os doentes descrevem a rigidez muscular como uma sensação de rigidez e uma capacidade reduzida de relaxar os músculos dos membros, pelo que se considera que apenas contribui minimamente para a incapacidade sentida pelos doentes com DP. Esta rigidez pode ocorrer devido a um aumento do tónus muscular ou a uma incapacidade de relaxar. A rigidez nos doentes com DP tem sido caracterizada como "tubo de chumbo" ou "roda dentada". A rigidez "em tubo de chumbo" é uma resistência que é essencialmente constante ao longo de toda a amplitude de movimento. O tipo de rigidez "roda dentada" é uma combinação de rigidez em tubo de chumbo com tremor. A rigidez, tal como o tremor, surge geralmente de forma unilateral e proximal num membro superior, propagando-se depois a outras extremidades e ao tronco. A rigidez é de origem reflexa; no entanto, a sua causa exacta ainda não é clara .[40]

A rigidez também pode ser causada por alterações nas entradas descendentes que podem afetar o nível normal de excitabilidade dos neurónios motores alfa (principalmente) e gama. A rigidez não é causada por um aumento da atividade dos neurónios motores gama, por uma diminuição da inibição recorrente ou por uma excitabilidade generalizada do sistema motor. A rigidez pode também estar relacionada com o desenvolvimento de instabilidade postural que afecta cerca de 16% dos doentes com DP .[41]

Trata-se de uma hiperatividade das fibras alfa e gama estáticas, e é um estado de tensão crescente dos músculos, provocando uma resistência aos movimentos passivos sob a forma de "tubo de chumbo" ou "roda dentada". A presença de rigidez pode resultar em queixas de dores musculares e rigidez dos membros e das costas. A maioria dos doentes apresenta rigidez ao exame, especialmente se for efectuada uma sincinese do membro oposto. O aumento do tónus é frequentemente unilateral na apresentação, espalhando-se para se tornar bilateral ao longo de 3-5 anos, mas mantendo uma ênfase assimétrica .[17]

Distúrbios da marcha

A marcha é uma função altamente complexa que requer a integração de mecanismos de locomoção com os de controlo motor, função músculo-esquelética, equilíbrio e postura. Para além dos estímulos periféricos e dos reflexos proprioceptivos processados na medula espinal, o cerebelo, os gânglios basais e os mecanismos corticais contribuem para o controlo motor necessário para uma marcha e um equilíbrio normais. A marcha propulsiva é definida como uma marcha que tem uma qualidade de aceleração para a frente. Enquanto a marcha retropulsiva é a marcha que tem uma qualidade de aceleração para trás .[3]

O controlo postural é altamente dependente da manutenção adequada do alinhamento e da estabilidade do corpo num campo gravitacional, da reação a perturbações externas e do apoio mecânico à ação. Para além dos mecanismos espinais e centrais, os inputs visuais, vestibulares e somatossensoriais contribuem para uma postura estável .[42]

Défices proprioceptivos

Pensa-se geralmente que a instabilidade postural é causada por uma perturbação da programação motora nos gânglios basais[43] . No entanto, a perturbação proprioceptiva pode também contribuir para a fisiopatologia dos défices posturais em

A DP de várias formas. Em primeiro lugar, a incapacidade de processar corretamente as alterações nas entradas periféricas poderia explicar o ganho fixo de respostas posturais que está subjacente à inflexibilidade postural na DP. Em segundo lugar, os doentes podem ter um mapa interno anormalmente construído dos seus limites de estabilidade ou ter perdido o sentido normal da posição dos membros e do tronco .[44]

Congelamento da marcha

O congelamento é uma perturbação do início e do fim da marcha e é uma interrupção súbita da marcha[45] . Normalmente, ocorre quando os indivíduos são expostos a tarefas específicas que requerem uma mudança de atenção ou mudanças circunstanciais ou direcionais .[46]

O congelamento da marcha é um problema gravemente incapacitante em doentes com doença de Parkinson, no parkinsonismo vascular e em doenças neurodegenerativas multissistémicas. Na doença de Parkinson, a prevalência do congelamento aumenta com a duração da doença, ocorrendo em até 53% da população após 5 anos de doença .[47]

Os episódios de comprometimento da marcha e de congelamento da marcha (FOG) são uma fonte frequente de quedas na DP. As quedas estão frequentemente associadas ao FOG e também a dificuldades de viragem .[48]

Cair

A queda foi definida como um acontecimento inesperado em que a pessoa cai inadvertidamente no chão ou noutro nível inferior, não devido a um acontecimento intrínseco ou extrínseco importante. As quedas são uma das complicações mais graves dos distúrbios da marcha na DP. O custo das quedas é elevado para o indivíduo em termos de trauma físico e psicológico, perda de independência e mesmo morte. Juntamente com outros sinais cardinais da DP, as quedas podem ser vistas como uma caraterística da progressão da DP, provavelmente o resultado da instabilidade postural descompensada e da disritmicidade da marcha que ocorre após o desenvolvimento de perturbações contínuas e episódicas da marcha .[49]

O risco de queda nos doentes com DP variou entre 46% e 68,3% no decurso de um ano. O risco de quedas recorrentes, duas ou mais quedas no mesmo ano, variou entre 25,4% e 50,5% nos doentes com DP[50] . O risco de queda entre os doentes com DP variou entre 2 e 9 vezes mais do que noutros idosos saudáveis. O risco de quedas está associado a uma história anterior de quedas e a uma maior gravidade da doença, tendo os doentes com uma pontuação de Hoehn e Yahr de 3,0 ou superior um risco relativo significativamente mais elevado do que os doentes com uma pontuação de Hoehn e Yahr de 2,5 ou inferior .[51]

A taxa de quedas em doentes com DP é de 68%, com 51% a relatarem múltiplas quedas no decurso de um ano e 13% a relatarem múltiplas quedas\week. As quedas conduzem a fracturas em 22% destes casos e quase metade requer intervenção cirúrgica .[52]

A associação entre a progressão da doença e as quedas pode estar relacionada com a perda progressiva dos reflexos posturais e com o aumento da instabilidade postural. Os doentes com DP caíram mais dentro de casa, sofrendo quedas intrínsecas frequentemente designadas por quedas do centro de massa (COM). As quedas COM incluíam quedas que envolviam virar-se, levantar-se e inclinar-se para a frente, sugerindo que as quedas eram causadas por uma perturbação do equilíbrio subjacente. Um risco adicional de queda é a incapacidade de se levantar depois de cair, tendo sido referido que vários doentes com DP ficaram deitados no chão durante horas ou dias depois de sofrerem uma queda .[50]

O medo de cair (FOF) também deve ser considerado, sendo que, num estudo, 50% dos doentes com DP expressaram medo de cair. Os doentes com DP demonstram significativamente mais FOF do que os adultos saudáveis com a mesma idade. A natureza causal da relação entre o FOF e a instabilidade postural permanece pouco clara; os estudos não conseguiram distinguir se o FOF resulta da instabilidade postural relacionada com o processo da doença ou se o FOF exagera a instabilidade postural relacionada com o processo da doença. As fracturas ósseas associadas a quedas resultam numa mortalidade e morbilidade significativas nas populações idosas e com DP .[53]

Mally e Stone[54] afirmam que existem várias caraterísticas das quedas: Em primeiro lugar, as quedas são comuns. Setenta dos doentes caem pelo menos uma vez por ano. Estas taxas de queda são ainda mais elevadas nos doentes com Parkinsonismo atípico. Em segundo lugar, as quedas têm um grande impacto na saúde física e psicológica dos indivíduos afectados e afectam negativamente a sua qualidade de vida. Em terceiro lugar, a natureza específica das quedas e o momento do seu aparecimento no processo da doença podem ajudar os médicos a diferenciar a DP do Parkinsonismo atípico. As quedas na DP são causadas por vários mecanismos independentes e coexistentes, incluindo instabilidade postural, dificuldade nas transferências, distúrbios da marcha e síncope ortostática.

Instabilidade postural e incoordenação

A coordenação defeituosa entre as caraterísticas da postura e do movimento; a DP ainda não foi explorada no caso dos movimentos de flexão do tronco superior. Durante estes movimentos, as sinergias cinemáticas, que consistem em movimentos dos segmentos superior e inferior em direcções opostas, servem para minimizar o deslocamento antero-posterior do COG (centro de gravidade) e, assim, manter o equilíbrio durante a execução do movimento[18] . A coordenação entre a postura e o movimento é afetada na DP não só durante o início da marcha, mas também durante o início do movimento do braço e do tronco
movimentos .[55]

Horak et al[56] propuseram que a estabilidade postural requer três processos distintos (a) Organização sensorial em que um ou mais dos sentidos de orientação (somatossensorial, visual e vestibular) estão envolvidos e integrados no sistema nervoso central. (b) Um processo de ajustamento motor envolvido na execução de respostas neuromusculares coordenadas e corretamente dimensionadas. (c) O tónus de fundo do músculo através do qual as alterações do equilíbrio são afectadas.

A instabilidade postural durante os movimentos dinâmicos de transição, como o levantar de uma cadeira, é a causa do aumento do risco de quedas. As quedas são uma caraterística da progressão da doença, conduzindo a uma morbilidade e mortalidade consideráveis. As transferências são tão problemáticas na DP; a fraqueza das pernas, particularmente na anca, explica uma parte das dificuldades sentidas pelos doentes com DP ao tentarem levantar-se de uma cadeira. Assim, na DP, a eficácia do treino da força para melhorar as transferências continua por demonstrar nos doentes com DP. Existem estratégias alternativas para melhorar as transferências, incluindo a técnica de encadeamento, que divide movimentos complexos numa série de componentes simples que devem ser executados sequencialmente .[57]

O estudo das transições de movimento, como a passagem da posição sentada para a posição de pé, da posição de pé para a caminhada ou da caminhada para a corrida, amplia a nossa compreensão do movimento humano e oferece uma visão valiosa do controlo motor, bem como dos riscos de lesão .[58]

Dois movimentos dinâmicos de transição, que desafiam a estabilidade postural dos doentes com DP, são a iniciação da marcha (gi) e a tarefa de sentar para levantar (STS). A iniciação da marcha é definida como uma sequência elegante de mudanças posturais que culmina num passo em frente. A marcha é um desafio para o sistema de controlo motor, uma vez que é uma transição volitiva de um apoio estático estável para uma postura continuamente instável durante a locomoção. Por isso, muitos investigadores utilizaram o gibi como uma avaliação da instabilidade postural dinâmica .[59]

Os mecanismos subjacentes à instabilidade postural são ainda objeto de debate. Observou-se que as oscilações do centro de pressão (COP) eram maiores nos doentes com DP do que nos indivíduos de controlo com a mesma idade e que os limites de estabilidade estavam acentuadamente reduzidos. O principal comprometimento ocorre no plano sagital, onde a estabilidade depende principalmente do controlo da articulação do tornozelo; o controlo do equilíbrio torna-se mais dependente dos dorsiflexores do tornozelo e da visão .[57]

O estudo da marcha e do STS tem sido valioso para compreender a estabilidade postural dinâmica nas actividades comuns da vida diária (ADL). Isto é surpreendente, uma vez que o início da marcha a partir de uma posição sentada ou sit-to-walk (STW) é uma ADL mais comum e representa uma tarefa de transição complexa que impõe desafios aos sistemas de controlo locomotor e postural. A STW é mais desafiante do que a STS porque o impulso para a frente gerado na saída do assento continua no primeiro passo .[60]

-Programas de tratamento fisioterapêutico da doença de Parkinson:

1. Técnicas de relaxamento:

Durante a terapia, podem ser utilizadas técnicas suaves de baloiço e rítmicas que enfatizam a estimulação vestibular lenta para produzir um relaxamento generalizado da musculatura de todo o corpo. Clinicamente, uma cadeira de baloiço ajuda eficazmente a reduzir a rigidez e a melhorar a mobilidade. Podem também ser realizados movimentos rítmicos lentos de rotação em posições apoiadas num tapete .[55]

2. Exercícios de ADM:

Idealmente, os exercícios de ADM devem ser combinados com outros exercícios que utilizem padrões funcionais que realcem os movimentos totais, incluindo o tronco, a escápula e os componentes pélvicos. As actividades de extensão em decúbito ventral e em decúbito ventral podem ser utilizadas para melhorar a extensão torácica. A posição de pé com os braços levantados contra uma parede ou num canto também pode ser utilizada para promover a extensão do tronco superior .[61]

3. Treino da mobilidade:

Um programa de exercícios para doentes com Parkinson deve basear-se em padrões de movimento funcionais que envolvam vários segmentos do corpo em simultâneo. Deve ser dada ênfase aos exercícios posturais e às actividades de rotação. Os movimentos devem ser rítmicos e recíprocos e devem progredir para uma ADM completa, começando primeiro em posições dependentes e progredindo para posições mais erectas e sem apoio .[62]

4. Facilitação Neuromuscular Proprioceptiva (PNF):

Nas extremidades superiores, os padrões de flexão diagonal simétrica bilateral (flexão do ombro, abdução e rotação externa) são úteis para promover a extensão do tronco superior e para contrariar a cifose. Durante estes exercícios, deve ser encorajada a coordenação com movimentos respiratórios que enfatizem o aumento da expansão torácica. Nas extremidades inferiores, a extensão da anca e do joelho deve ser enfatizada num padrão de extensão diagonal (extensão da anca, abdução e rotação interna) para contrariar a típica postura flexionada e aduzida .[63]

5. Actividades da vida diária (ADL):

A ênfase nos padrões de rotação, no controlo das transições de movimento e no treino do equilíbrio nas abordagens do neurodesenvolvimento (NDA) foi valiosa para os doentes de Parkinson. Actividades como rolar, sentar e ficar de pé com rotação ativa da cabeça e do tronco e transições de movimento são úteis. O manuseamento eficaz pelo terapeuta promove o relaxamento e o ajustamento postural ativo. Para preparar o doente para as AVD, há movimentos recíprocos, deslocação de peso, rotação do tronco e extensão do tronco .[64]

6. Exercícios orofaciais:

Facilitar o movimento dos músculos da face, do hioide e da língua é outra

O exercício é um objetivo importante, uma vez que o doente pode ter uma interação social limitada e uma capacidade de alimentação deficiente na presença de rigidez e bradicinésia acentuadas. Estes factores podem influenciar grandemente o estado psicológico geral e a motivação do doente. A utilização de massagem, alongamento, contacto manual, resistência e comandos verbais pode melhorar consideravelmente o movimento facial .[65]

7. Actividades de equilíbrio:

Podem ser utilizadas várias posições e actividades para o treino ativo do equilíbrio. O treino deve começar com deslocações de peso a baixa velocidade na posição sentada e de pé, de modo a ajudar o doente a desenvolver uma apreciação dos seus limites de estabilidade. O terapeuta ajuda-o a promover a consciência postural e de segurança. Gradualmente, a complexidade da atividade pode ser aumentada, aumentando a amplitude da deslocação de peso ou acrescentando tarefas relacionadas com os membros superiores. As transições de movimento, como a passagem da posição sentada para a posição de pé, os passos e a marcha, também aumentam o desafio para o sistema postural .[66]

8. Exercícios de respiração:

São ensinados ao doente exercícios de respiração profunda que aumentam a mobilidade da parede torácica e melhoram a capacidade vital. A respiração diafragmática e a expansão basal do tórax devem ser enfatizadas. A mobilidade da parede torácica pode ser aumentada através da utilização de alongamento e resistência dos intercostais e da combinação de padrões das extremidades superiores com exercícios respiratórios .[67]

9. Treino funcional:

As actividades da vida diária requerem geralmente alterações. Será necessário mais tempo para realizar muitas actividades de cuidados diários. A conservação de energia deve ser realçada e o doente deve ser aconselhado a equilibrar o repouso com a atividade. As actividades que exigem muita energia devem ser planeadas para a manhã, quando o doente está bem descansado. Devem ser evitadas posições que favoreçam uma postura anormal ou um equilíbrio deficiente .[68]

10. Condicionamento:

O condicionamento cardiovascular pode ser alcançado através da participação moderada em exercícios aeróbicos regulares. A caminhada é uma excelente forma de exercício e deve ser encorajada diariamente. A duração, a velocidade e o terreno percorrido podem ser alterados em função das capacidades individuais. Além disso, pode utilizar-se a bicicleta num ergómetro estacionário .[67]

11. Terapia de grupo:

As aulas de exercício em grupo são frequentemente organizadas para os doentes de Parkinson. Estes beneficiam do apoio positivo e da comunicação que este exercício proporciona. É essencial uma avaliação cuidadosa de cada doente antes da admissão num grupo. Os doentes devem ser capazes de realizar o núcleo terapêutico da aula. A seleção de doentes com níveis de incapacidade semelhantes, porque o sentido de competição pode ser frequentemente um fator chave na motivação dos grupos. O rácio entre o pessoal e os pacientes deve ser reduzido (idealmente 1 para 8 ou 10) .[68]

12. Educação condutora:

A educação condutiva é a oportunidade de maximizar o movimento ativo; fornece técnicas para ultrapassar as dificuldades específicas e ajuda a encontrar a perspetiva positiva e a autoconfiança de que necessita para gerir a doença na vida quotidiana. Os condutores trabalham ajudando os doentes de Parkinson a encontrar formas de ultrapassar o problema que enfrentam numa série de situações pessoais e sociais .[64]

CAPÍTULO 2

Interação pé-joelho-quadril durante o movimento STS em indivíduos normais:

O movimento de sentar para levantar (STS) pode ser definido como o movimento do centro de massa do corpo (COM) para cima, de uma posição sentada para uma posição de pé, sem perder o equilíbrio[69] . Também pode ser definido como um movimento de transição para a postura erecta que requer o movimento do COM de uma posição estável (posição sentada) para uma posição menos estável (posição de pé) sobre as extremidades inferiores estendidas .[70]

Uma das actividades mais comuns da vida diária (ADL) é levantar-se de uma posição sentada para uma posição de pé. A capacidade de se levantar de uma posição sentada torna possível outras actividades vitais, como andar. A passagem de uma posição sentada para uma posição de pé demonstrou ser uma ação que envolve o movimento de todo o corpo. A diminuição ou incapacidade de realizar a tarefa STS está associada a uma diminuição da capacidade funcional e ajuda a prever o aparecimento de incapacidades adicionais .[71]

Estar de pé é uma das actividades diárias mais exigentes do ponto de vista mecânico, requerendo uma maior amplitude de movimento (ADM) no joelho e momentos de força mais elevados na anca e no joelho do que a marcha .[72]

O movimento de sentar para levantar é um pré-requisito vital para a mobilidade vertical e está entre as actividades funcionais mais frequentemente executadas. É efectuado automaticamente por indivíduos saudáveis. As deficiências neste movimento biomecânico normal podem colocar uma pessoa em risco de cair .[73]

O movimento de sentar para levantar requer a coordenação total do corpo. Este movimento requer a translação da massa corporal nas direcções horizontal e vertical de uma posição sentada relativamente estável, com as coxas e os pés como base de apoio (BOS), para um período de relativa instabilidade quando as coxas deixam o assento e os pés se tornam a BOS. A geração do momento angular e linear para efetuar os movimentos de translação horizontal e vertical da massa corporal é potencialmente desestabilizadora .[74]

Levantar-se de uma posição sentada para uma posição de pé é uma competência comum da vida quotidiana e uma medida importante da função física .[75]

As acções de levantar e sentar exigem uma coordenação complexa dos segmentos corporais para transportar a massa corporal de um BOS para outro, preservando o equilíbrio. Os doentes com fraqueza dos músculos extensores dos membros inferiores têm dificuldades de equilíbrio durante todo o movimento STS .[76]

Carr e Sheph are d[74] concluíram que existem três requisitos mecânicos necessários para uma postura de pé eficaz que são utilizados como referência:

- Geração de uma velocidade suficiente e, por conseguinte, de um impulso horizontal e vertical para impulsionar o corpo para a frente e para cima sobre os pés.
- Geração e manutenção das forças articulares dos membros inferiores para apoiar e elevar a massa corporal até à posição de pé.
- Estabilidade postural ao nível das coxas, controlando o COM em relação à zona de apoio do pé.

Fases do movimento STS

Schenkman et al[77] forneceram uma descrição adequada das fases sucessivas do movimento do STS mostrado na fig. (3):

1) Fase I: É referida como a fase do impulso de flexão. Esta fase começa com a iniciação do movimento e termina imediatamente antes de as nádegas serem levantadas do assento da cadeira (lift-off). A cabeça, os braços e o tronco deslocam-se para a frente da bacia e das ancas (em direção à flexão), deslocando assim o COG do corpo para a frente, o que gera o impulso da parte superior do corpo.

2) Fase II: É designada por fase de transferência de impulso; esta fase segue-se à fase de flexão-momento pelo início do impulso vertical à medida que as nádegas são levantadas da cadeira. Os músculos extensores do joelho e da anca apresentam um pico de atividade logo que as extremidades inferiores são carregadas após o levantamento da cadeira. A transferência de momentum ocorreu quando o momentum da parte superior do corpo desenvolvido na fase de flexão-momento foi transferido para todo o corpo e contribuiu para o movimento total do corpo para cima e para a frente. Durante a fase II,

o COM deslocou-se anteriormente e para cima, atingindo o seu ponto anterior máximo pouco depois de ocorrer a dorsiflexão máxima. Os torques máximos da anca e do joelho e um aumento da força vertical de reação do solo (GRF) ocorrem, portanto, durante esta fase. Nesta fase, a deslocação do COG para a frente é convertida numa deslocação vertical. Termina com a dorsiflexão máxima do tornozelo.

3) Fase III: É designada por fase de extensão. Segue-se à fase de transferência de impulso e termina quando as ancas estão em extensão. Esta fase é caracterizada pelo movimento vertical do corpo até à posição completa. Normalmente, quando a anca deixa de se estender, inicia pequenas rotações entre a flexão e a extensão, à medida que a estabilização é conseguida, havendo um período prolongado de desaceleração quando a anca atinge o fim da extensão. A extensão completa correspondia ao ponto em que a velocidade angular da anca atingia 0º/seg. Durante a fase III, os movimentos de extensão do joelho e de flexão da cabeça também estavam a chegar ao fim. Durante esta fase, obtém-se o deslocamento vertical máximo do COG.

4) Fase IV: É designada por fase de estabilização. Segue-se à fase de extensão. Esta fase começa logo após a velocidade de extensão da anca atingir 0°/seg e continua até que todo o movimento associado à estabilização ocorra.

A separação entre a fase III e a fase IV não é facilmente definida porque os indivíduos nesta fase experimentam normalmente alguma oscilação antero-posterior (A-P) e lateral.

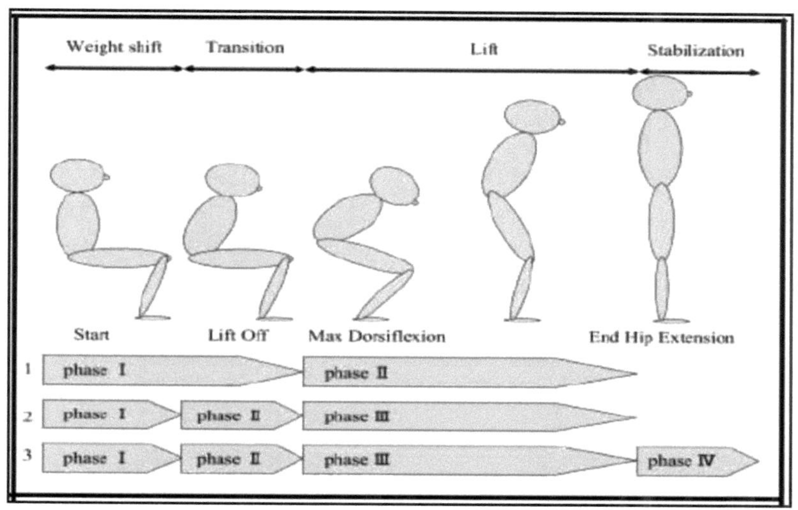

Fig. (3): Diferentes fases do movimento de sentar para levantar, (*Bernardi et al*)[78]

É evidente que uma relação temporal entre a flexão do tronco nas ancas e o início da extensão dos membros inferiores pode ser uma caraterística crítica na organização do movimento. A fase de extensão do movimento STS começa no joelho enquanto o tronco ainda está em flexão na anca. Verificou-se que o pico de aceleração angular da anca ocorre simultaneamente com o início da extensão do joelho. Isto significa que a massa corporal começa a mover-se para cima enquanto ainda está a mover-se para a frente. Este mecanismo de transferência de momento é provavelmente um dos principais factores de conservação de energia. É possível levantar-se a partir de uma posição em que a parte superior do corpo já se encontra à frente das ancas .[70]

VanSant[79] verificou que os sujeitos empurravam simetricamente com a extremidade superior enquanto flectiam a cabeça e o tronco simetricamente para a frente e flectiam as extremidades inferiores, assumindo uma posição de agachamento simétrica, a partir da qual a extensão da extremidade inferior e da região axial levava o corpo a uma posição erecta à medida que as extremidades superiores eram levantadas da superfície de apoio.

No movimento de sentar para levantar, o controlo do momento linear da massa corporal, particularmente na direção horizontal, desempenha um papel crítico na estabilidade dinâmica e requer interações complexas entre as activações musculares de aceleração e desaceleração .[80]

O movimento para a postura erecta a partir da posição sentada requer o movimento do COM de uma posição estável (posição sentada com um BOS maior) para uma posição menos estável (posição de pé com um BOS menor) sobre os membros inferiores estendidos .[70]

Millington et al[81] analisaram a marcha de idosos e definiram três fases de movimento durante o STS, sendo a fase I definida como a deslocação do peso que começa na primeira flexão discernível do tronco e continua até que a extensão do joelho seja mantida, o que consiste em 27% do movimento. A fase II foi definida como o início da extensão do joelho e termina com a inversão da flexão do tronco para a extensão, abrangendo 35% do movimento. A fase final, fase III, é iniciada com a inversão do movimento do tronco para a extensão, sendo a conclusão do movimento representada pelo último movimento discernível do tronco e a fase final consistiu em 38% do movimento, com uma média de 2,03 segundos para completar a tarefa.

Hirschfield et al[82] sugeriram que a transferência de peso da posição sentada para a posição de pé é induzida por forças de reação do solo exercidas pelos glúteos e pelos pés antes da saída do banco, durante a fase preparatória. As nádegas geram uma "força ascendente" isométrica, o impulso propulsor para a aceleração do corpo para a frente, enquanto os pés exercem um controlo de amortecimento adequado antes do levantamento do assento. O movimento de subida é o resultado destas forças coordenadas, direcionadas para corresponder ao peso dos sujeitos e à distância da base de apoio entre as nádegas e os pés. Isto sugere que tanto o início como o fim do processo de transferência de peso são programados antes do levantamento do assento.

As nádegas exercem forças dirigidas para trás, gerando o impulso propulsivo, e os pés exercem forças dirigidas para a frente, gerando os impulsos de travagem, antes de ocorrer o levantamento do banco. Isto faz com que as forças dos pés não contribuam para a geração de impulsos propulsivos durante o STS. Concluiu-se que o movimento ascendente durante o STS é o resultado das forças terrestres programadas antes do levantamento do assento .[82]

Millington et al[81] identificaram um pico médio da força de reação do solo (GRF) de 1,11 ± 0,04 vezes a massa corporal, que ocorreu a 39,3% da tarefa STS e que ocorreu imediatamente após o momento da libertação do assento, no espaço de 0,07 segundos. O aumento mais acentuado da GRF ocorreu durante a fase II, e a curva de força anterior-posterior mostra uma aceleração ou força de cisalhamento para trás que ocorre durante a fase II, a fase de transição. Esta força posterior corresponde à deslocação do peso sobre os pés. A GRF medial-lateral (M/L) teve pouca ocorrência, indicando uma sustentação de peso simétrica durante a STS.

Hirschfield et al[82] encontraram alguma assimetria durante a posição sentada inicial nas forças médias sob as nádegas, as forças verticais e M/L sob os pés indicam que a elevação durante a STS foi relativamente simétrica.

Os determinantes biomecânicos fundamentais do STS:

Vários factores pelos quais o movimento STS é determinado foram estudados em idosos saudáveis e foram referidos como determinantes .[78]

Hughes et al[83] definiram algumas variáveis que influenciam a capacidade de se levantar de uma cadeira. Estas variáveis incluem:

1) Equilíbrio

2) Escolha da estratégia de elevação da cadeira.

3) Altura da cadeira.

4) A força dos membros inferiores e superiores (especialmente a força dos extensores do joelho).

De acordo com Janssen et al[84] , os factores determinantes que influenciam a capacidade de se levantar de uma cadeira podem ser divididos em

1) Factores determinantes relacionados com a cadeira.
2) Determinantes relacionados com o sujeito.
3) Determinantes relacionados com a estratégia.

Bernardi et al[78] definiram três factores determinantes que influenciam a capacidade STS:

(a) O momento (o produto da massa do corpo pela sua velocidade) produzido, durante a fase I, pela flexão do tronco.

(b) A deslocação para a frente do COG, que reduz o binário gravitacional nas articulações do tornozelo e do joelho.

(c) A força exercida pelos músculos extensores dos membros inferiores: A força da extremidade inferior (especialmente a força dos músculos extensores do joelho) é considerada o maior fator de previsão de um movimento STS bem sucedido .[77]

Kotake et al[71] sugeriram que a incapacidade de ficar de pé pode resultar de uma das seguintes situações: (1) perda de força muscular; (2) paralisia ou distúrbios de coordenação muscular; (3) perda de equilíbrio; (4) distúrbios neurológicos ou psicológicos que levam à falta de interesse pela atividade física; e (5) dor nas articulações ou limitação da amplitude de movimentos.

Interação pé-joelho-quadril durante o movimento STS em doentes de Parkinson:

A DP afecta quase todas as áreas da vida de um doente, incluindo as AVD que são habitualmente tidas como garantidas, como levantar-se de uma cadeira. Brod et al[85] descobriram que 81% dos doentes com DP inquiridos tinham dificuldades nesta AVD.

Inkster et al[86] seguiram Nikfekr et al[15] e estudaram especificamente a força muscular da perna em doentes com DP e a sua relação com a capacidade de STS. Os binários da anca e do joelho eram significativamente mais baixos nos doentes com DP, com o binário para a extensão da anca a ser apenas 70% e o binário do joelho a ser apenas 90% dos valores dos controlos da mesma idade. Os maiores défices na anca em comparação com a articulação do joelho podem estar relacionados com as sugestões de que existe um maior comprometimento proximal versus motor na DP.

Nos doentes com DP, Brod et al[85] descobriram que 81% dos doentes inquiridos têm dificuldades nesta AVD, o que faz com que seja a quarta maior queixa dos doentes com DP. Inkster et al[86] verificaram que, quanto maior era a força da anca, mais rapidamente os indivíduos com DP realizavam a STS; no entanto, nos controlos com a mesma idade, quanto maior era a força do joelho, mais rapidamente eram capazes de realizar a STS. Consequentemente, concluiu-se que a capacidade de execução de STS na DP parecia mais dependente da anca do que do joelho e sugeriu-se que a força da anca é um fator limitativo da execução de STS em doentes com DP. Esta dependência da anca pode também refletir diferentes estratégias de controlo motor utilizadas pelos doentes com DP em comparação com os controlos da mesma idade.

Inkster e Eng[87] seguiram o seu estudo anterior com um estudo do controlo postural durante a STS em doentes com uma escala H&Y ligeira, mediana de 2,0,

PD com e sem medicação. O tempo necessário para realizar a STS foi significativamente mais lento na DP "desligada", 1,97 segundos, em comparação com a DP "ligada", 1,86 segundos, ou com o controlo, 1,89 segundos. Esta ausência de diferença entre a DP "on" e o controlo significa que as diferenças encontradas não podem ser atribuídas à velocidade do movimento. De um modo geral, o momento dos momentos articulares e dos deslocamentos angulares em relação à descolagem foi mais precoce para o grupo DP "desligado" e DP "ligado", em comparação com o grupo de controlo.

Mak e Hui-Chan[33] descobriram que, ao executar STS a velocidades naturais, os doentes com DP apresentavam uma lentidão geral, em todas as fases de STS, quando comparados com os indivíduos de controlo com a mesma idade. Os indivíduos com DP, apesar da sua lentidão, realizaram STS no padrão de movimento e pela mesma sequência de eventos temporais e de binário que os controlos da mesma idade.

Mak e Hui-Chan[88] concluíram que os doentes com DP não têm problemas em selecionar um programa motor, mas têm dificuldade em iniciar e sequenciar o programa. Os doentes com DP manifestaram lentidão de movimentos na execução de STS a uma velocidade natural. No entanto, quando lhes foi pedido que executassem o STS a uma velocidade mais rápida, conseguiram aumentar a velocidade do STS na mesma medida que os sujeitos de controlo em termos de alteração percentual, mas continuaram a ser significativamente mais lentos do que os controlos.

Paassuke et al[89] estudaram o impacto da força dos extensores das pernas na capacidade de subir à cadeira em doentes com DP e concluíram que os doentes com DP do sexo feminino apresentavam uma menor capacidade de geração de força isométrica voluntária máxima dos músculos extensores das pernas durante as contracções bilaterais e um maior défice de força bilateral do que os controlos da mesma idade e sexo. Além disso, a redução do desempenho na subida da cadeira era mais evidente nos doentes com DP que apresentavam uma diminuição da capacidade de geração de força isométrica bilateral dos músculos extensores das pernas.

Esta tarefa funcional é uma tarefa que muitos indivíduos tomam como garantida, mas que realizam inúmeras vezes nas suas actividades diárias. No entanto, muitos indivíduos mais velhos ou com uma perda debilitante da função motora consideram a STS um desafio significativo. Consequentemente, os indivíduos com uma doença debilitante, como a doença de Parkinson, têm dificuldade em realizar esta tarefa durante a progressão da doença .[90]

Apesar da importância do movimento STS (sit-to-stand) nas actividades da vida diária, não existem praticamente relatos sobre a dinâmica dos membros inferiores durante o STS em indivíduos com DP. Consequentemente, continua a não ser claro se os défices motores observados em indivíduos com DP durante a subida da cadeira estão relacionados com os torques dos membros inferiores e se a fraqueza muscular e a taxa de geração de força contribuem para a capacidade reduzida de realizar a atividade STS em indivíduos com DP .[15]

As avaliações subjectivas dos movimentos funcionais, como o STS e a posição de pé, são uma caraterística habitual dos testes clínicos de mobilidade dos idosos .[91]

Cerca de 44,2% das pessoas com DP têm dificuldade em realizar STS Mano et al[92] e as transferências STS parecem ser um dos principais factores determinantes da independência e da qualidade de vida das pessoas com DP[93] . O risco de queda existe nos idosos que têm dificuldade em levantar-se da cadeira e dificuldades de mobilidade[94] . As quedas são uma caraterística da DP que reforça a necessidade de um estudo mais aprofundado da tarefa de STS nas pessoas com DP.

A biomecânica e o controlo motor da marcha em doentes com doença de Parkinson é um tópico de interesse crescente para investigadores e clínicos. A doença de Parkinson afecta principalmente pessoas idosas e leva a uma dificuldade no desempenho de tarefas motoras, como a marcha. Embora as pessoas com DP possam realizar tarefas simples de marcha em linha reta com relativa facilidade, sentem dificuldades consideráveis ao andar e ao virar, ao realizar tarefas motoras ou cognitivas simultâneas, ao atravessar obstáculos ou ao tentar andar em ambientes comunitários complexos[64] . Durante a execução das tarefas funcionais, cada competência deve ser analisada para determinar a influência das deficiências diretas e indirectas. Por exemplo, um problema na marcha pode dever-se a uma deficiência primária por rigidez grave ou pode dever-se a deficiências secundárias de diminuição da ADM e má postura .[63]

CAPÍTULO 3

Interação pé-joelho-quadril durante o início da marcha e a marcha em indivíduos normais:

A iniciação da marcha (gi) foi definida como "uma sequência elegante de mudanças posturais que culmina num passo em frente". Brunt et al[95] fornecem as melhores visões gerais das forças de reação do solo relacionadas com a marcha. Durante a postura normal e silenciosa, a GRF vertical é dividida igualmente entre os dois pés. Existe um aumento da carga vertical na perna de balanço no início da marcha. Muitas quedas nos idosos ocorrem durante as transições, como o início e o fim da marcha e a mudança de direção, o que pode tornar a marcha em movimento um desafio para um indivíduo idoso.

A interação entre o centro de pressão (COP) e o centro de movimento (COM) é rigorosamente regulada para manter a estabilidade postural. No entanto, em movimentos de transição como o kimono, há um desacoplamento deliberado do COP e do COM para que o impulso possa ser gerado enquanto o COM está dentro da base de apoio. Especificamente, o gi começa com o movimento do COP posterolateralmente em direção à extremidade que se tornará o membro inicial do passo, enquanto o COM se move anterolateralmente em direção ao membro inicial do passo .[96]

Polcyn et al[97] concluíram que os adultos idosos saudáveis utilizam o mesmo programa motor gigante que os adultos jovens saudáveis e encontraram algumas diferenças relacionadas com a idade na expressão e funcionamento do programa. Os adultos mais velhos parecem ter deficiências subtis no desempenho do movimento, que são caracterizadas de acordo com: problemas de programação motora, COM-COP

relação, estratégias gi incluindo o comprimento do passo e a duração do movimento.

Em pé, Henriksson e Hhfeld[98] descobriram que os idosos se apoiavam, através da análise da força de reação vertical do solo, mais fortemente na perna de apoio prospetiva do que na perna de balanço, o que é mais diferente do que acontece com os adultos jovens. Polcyn et al[97] sugeriram que os idosos podem utilizar outras estratégias para além do mecanismo de deslocação do COP para gerar o impulso necessário para a marcha. Uma estratégia possível envolve deslocar a parte superior do corpo para a frente e em direção ao membro de apoio; no entanto, isto seria instável, uma vez que o tronco se desloca para além do seu BOS.

A capacidade de andar de forma independente é um pré-requisito para a maioria das actividades diárias. A marcha normal é uma atividade integrada e complexa. Envolve todos os movimentos articulares e actividades musculares disponíveis nas extremidades inferiores, na pélvis e no tronco. Requer a cooperação de ambas as pernas e a coordenação de um grande número de músculos e articulações para funcionarem em conjunto .[99]

A coordenação de um movimento é um processo de controlo dos graus de liberdade redundantes do organismo em movimento. A cooperação entre as forças musculares da anca, do joelho e do tornozelo é necessária para produzir um momento de força global de apoio e para assegurar a estabilidade .[74]

O ciclo normal da marcha inicia-se com a flexão da anca e, em seguida, a anca estende-se durante a fase de postura, à medida que o corpo avança sobre a extremidade que suporta o peso, e depois flecte durante a fase de balanço, à medida que o membro avança para o passo seguinte .[43]

Cronometrou-se uma combinação de STS e de marcha como medida de função para criar o teste alargado de timed-up-and-go[100] . O movimento foi deliberadamente interrompido para distinguir a fase STS da fase de marcha, uma vez que os indivíduos tendiam a começar a andar antes de estarem totalmente erectos. Embora a passagem da posição sentada para a marcha contenha partes dos movimentos STS e de iniciação da marcha .[101]

Análise da marcha

(A) Análise cinemática (qualitativa)

Estas avaliações dos padrões de movimento e das deslocações das articulações são designadas por análise cinemática. A análise da marcha é a documentação objetiva da marcha[102] . A sua complexidade varia desde a avaliação observacional até à análise de movimento em 3D e inclui ferramentas como a gravação em vídeo, a eletromiografia dinâmica (EMG) e a plataforma de força. A análise observacional da marcha é amplamente utilizada por fisioterapeutas clínicos e na investigação e envolve descrições do corpo e dos membros à medida que se movem ao longo do ciclo da marcha .[103]

(B) Análise cinética (quantitativa)

Os sistemas de análise quantitativa da marcha incluem a medição da cinemática e da cinética. A análise da marcha também inclui outros componentes, tais como: os interruptores dos pés e a monitorização do consumo de oxigénio. Para medir estes vários componentes, foi utilizada uma variedade de equipamentos, incluindo 1) Sistemas de análise de movimento optoelectrónicos para medir a cinemática 2) Plataforma de força para medir as forças de reação do solo (GRFs) 3) Um aparelho EMG dinâmico multi-canal para medir a atividade muscular eléctrica em alguns músculos durante a marcha .[104]

Interação pé-joelho-quadril durante o início da marcha e a marcha em doentes de Parkinson:

A marcha parkinsoniana é caracterizada por uma lentidão geral, pequenos passos arrastados com passadas curtas e uma reduzida oscilação dos braços. Os doentes com DP tendem a andar mais lentamente do que os controlos da mesma idade, sem perturbações neurológicas, e mostram uma tendência para a retropulsão e a propulsão. Os doentes com DP podem dar passos cada vez mais curtos, mas mais rápidos, ao caminhar, o que se designa por "marcha festinante", como se estivessem a tentar acompanhar a sua COM, até os pés não conseguirem sair da superfície e ocorrerem embaralhamentos. A diminuição do desempenho da marcha representa um dos principais factores determinantes da independência e da qualidade de vida dos doentes com DP .[105]

O início da marcha é fundamental para uma função independente e, normalmente, é problemático para os indivíduos em fases mais avançadas da DP. Giladi et al[106] descobriram que, dos doentes com DP com bloqueios motores, 86% tinham bloqueios motores durante a marcha. Existem também diferenças cinemáticas entre os doentes com DP e os adultos saudáveis durante a marcha. Rosin et al[105] confirmaram que o tempo para a flexão máxima do tronco e da anca era prolongado nos doentes com DP em comparação com adultos saudáveis normais e que, nos doentes com DP, aqueles com uma pontuação H&Y superior a 2,5 apresentavam um atraso inicial na flexão do tronco.

Rosin et al[105] concluíram que o tempo de preparação foi significativamente prolongado nos doentes com DP quando comparado com o normal, e o tempo total de execução tendeu a ser mais longo nos doentes com DP. Além disso, demonstrando a progressão da doença, os doentes com DP com piores pontuações H&Y revelaram uma tendência para um maior tempo de preparação e de execução do movimento. A capacidade de gerar forças propulsivas está diminuída nos doentes com DP. O impulso para a frente com que o primeiro pé de balanço deixou o solo foi significativamente menor do que nos doentes idosos saudáveis. No momento da saída do segundo dedo do pé, a velocidade dos doentes com DP foi significativamente mais lenta do que a dos idosos saudáveis .[107]

Gantchev et al[108] concluíram que o principal défice que ocorre durante a marcha dos doentes com DP se deve a um controlo postural deficiente e pode ser mais especificamente atribuído à diminuição da aceleração do centro de gravidade, que ocorre durante as fases postural e de passo. Adicionalmente, a largura inicial da passada do indivíduo pode influenciar as caraterísticas do início da marcha. Rocchi et al[109] mostraram que a preparação para o início do passo a partir de uma postura mais larga estava associada a um maior deslocamento lateral e para trás do COP do que a partir de uma postura estreita. Além disso, as caraterísticas do passo inicial também foram afectadas pelo posicionamento inicial do passo, provavelmente devido às diferenças nos ajustes posturais antecipatórios.

Os doentes com doença de Parkinson têm um comprimento inicial do passo mais curto do que os jovens saudáveis e os idosos saudáveis. Também apresentam comprimentos de passo significativamente mais curtos do que os idosos saudáveis. A inclinação para a frente dos doentes também pode ser responsável pela diminuição do comprimento inicial do passo, uma vez que a inclinação para a frente reduz a altura vertical do COM quando se está parado .[107]

Rosin et al[105] afirmaram que o comprimento do segundo passo dentro da primeira passada foi significativamente reduzido em comparação com os adultos normais e, pior a pontuação H&Y para o paciente com DP, houve uma redução acentuada no comprimento do segundo passo.

Existem alterações específicas na fase de apoio da marcha na DP que podem incluir: (1) falta de apoio; (2) extensão incompleta do joelho durante o meio do passo; (3) incapacidade de estender o joelho e o tornozelo em flexão plantar no passo terminal; (4) inclinação do tronco para a frente; (5) diminuição do movimento do tronco e (6) redução ou ausência de balanço do braço .[110]

Existe uma dificuldade em iniciar ou parar a marcha, mudar de direção ou virar. Isto é especialmente problemático em espaços estreitos. Qualquer mudança de direção ou viragem faz com que o doente fique com os pés presos debaixo de si, perca o equilíbrio e caia. Podem também dar passos curtos ou mesmo congelar[18] . O congelamento é uma perturbação do início e do fim da marcha e é uma interrupção súbita da marcha[45] . O congelamento foi observado em doentes com doença vascular com alterações patológicas que envolvem a substância branca subcortical frontal e a região estriatal[111] . A diminuição do movimento das articulações também é evidente na fase de balanço. A diminuição da flexão da anca e do joelho leva a uma diminuição da distância entre os dedos dos pés. Além disso, a velocidade e a amplitude de movimento reduzidas da perna de balanço também afectam o impulso do corpo para a frente .[43]

O comprimento do passo é significativamente mais curto do que em pessoas normais da mesma idade, sendo frequentemente assimétrico. É medido como a distância ao longo da linha de progressão entre o centro de um pé e o centro do pé oposto durante o contacto inicial, no normal igual a (45cm) e na DP igual a (28cm). O comprimento da passada também é reduzido no normal (97cm) e na DP (57cm). A largura da passada tende a ser ligeiramente maior do que o normal. O ângulo do pé é mais afetado nos casos graves e diminui nos casos normais (7,4°) e nos casos de DP (4,5°) .[43]

Na DP, a extensão da anca é muito reduzida e permanece em flexão durante a maior parte do ciclo da marcha[43] . Nos doentes com DP, verificou-se que há uma diminuição da extensão do joelho na fase de apoio, o que resulta numa flexão do joelho em vez de extensão na fase de apoio do calcanhar e no prolongamento da flexão do joelho durante a fase de apoio[112] . Na DP, verificam-se duas anomalias principais: (a) ausência ou redução do toque do calcanhar e (b) redução da flexão da planta do pé no final da fase de apoio[113] . A marcha em doentes com DP tem sido caracterizada por uma incapacidade de controlar o impulso. Se um doente é incapaz de gerar impulso suficiente, a progressão para a frente é interrompida. Este fenómeno é frequentemente designado por congelamento .[114]

A velocidade da marcha na DP é reduzida; a velocidade normal é de 84 m/seg, enquanto na DP é de 40 m/seg. Verifica-se que a cadência aumenta na DP como compensação para o comprimento reduzido do passo e da passada. Maior duração das fases de apoio normal (n) (0,74 seg.), DP (0,88 seg.) e de duplo apoio dos membros n (0,13 seg.), DP (0,23 seg.) do ciclo da marcha com uma consequente diminuição do tempo da fase de balanço n (0,46 seg.), DP (0,40 seg.) .[115]

CAPÍTULO 4

Levantar-se de uma cadeira durante uma tarefa "STW" em jovens saudáveis:

A posição inicial aceite para a marcha tem sido tradicionalmente a posição de pé tranquila; no entanto, a marcha pode ser iniciada a partir de muitas posições, incluindo a posição sentada. O primeiro investigador da iniciação a partir de uma posição sentada, sit-to-walk, foi Magnan et al. em 1996[101] . Seguiu-se, oito anos mais tarde, Kerr et al.[116] que avaliaram as fases do STW.

As forças de reação do solo durante a fase de descarga da STW mantiveram-se consistentes com a STS. Depois de a força vertical total ter atingido o seu valor máximo perto do ponto de saída do assento, a força diminuiu rapidamente até à saída do dedo do pé do lado do balanço e atingiu valores ligeiramente inferiores aos observados durante a STS. Durante o STW, houve um aumento consistente da carga sobre a perna de balanço no momento da força vertical total máxima, em comparação com o lado de apoio, pelo que as diferenças entre membros são maiores para o STW do que para o STS[101] . Em resumo, no STW há um aumento do impulso na direção horizontal combinado com uma diminuição da travagem na direção AP .[101]

STW como uma tarefa combinada

Tanto Magnan et al[101] como Kerr et al[116] concordam com o início da parte da marcha da STW. Kerr et al[116] define gi como o impulso lateral intencional de um pé para descarregar o outro. Magnan et al[101] definem a marcha como um impulso lateral propositado de um pé para descarregar o outro;

No entanto, identifica-se que a iniciação ocorre no arranque do banco, o que coincide com a mudança caraterística do COP para a perna oscilante.

Magnan et al[101] concluíram que a STW é uma fusão de uma tarefa discreta (levantar-se da cadeira) e de uma tarefa rítmica (andar) que exige que o sistema de controlo sobreponha as duas tarefas em torno do ponto de saída do assento.

Kerr et al[116] concluíram que o momento coincidente de dar o passo e sentar-se era o mesmo e confirmaram que o movimento era uma atividade única e contínua e não a combinação de dois movimentos distintos. Dion et al[117] descreveram este movimento como uma estratégia motora fluida, caracterizada pelo início do passo antes de atingir a posição de pé e pela manutenção do impulso do corpo para a frente até ao fim da tarefa, utilizando, no entanto, variáveis diferentes para determinar esta caraterização. Enquanto Kerr et al[116] e Magnan et al[101] utilizaram o deslocamento lateral do peso; utilizaram o toe-off como critério para o gi .[117]

Magnan et al[101] utilizaram uma análise de movimento optoeléctrica e dados da placa de força para identificar cinco eventos comuns nos movimentos STW de 10 indivíduos saudáveis, jovens (25-35 anos de idade) do sexo masculino. Esses eventos comuns incluíam (1) iniciação (2) pico do momento horizontal (3) saída do assento (4) pico do momento vertical e (5) ponto mais alto do centro de massa (COM).

Na tarefa STS, o impulso horizontal é detido no início do movimento para limitar a deslocação do corpo para a frente. Isto marca uma distinção clara em relação ao movimento STW, em que a velocidade horizontal contínua exige o movimento atempado de um pé para a frente para garantir a estabilidade do corpo. Consequentemente, o STW pode ser mais exigente em termos de manutenção da estabilidade, apresentando um maior risco de queda do que o STS, particularmente nas pessoas em risco de queda .[77]

O estudo de Magnan[101] forneceu provas de uma distinção clara entre os movimentos STS e STW no momento e antes de se sentar. O autor definiu quatro fases distintas do movimento contínuo da posição sentada para a marcha em indivíduos saudáveis, apresentadas no quadro (3):

Tabela (3): Fases do movimento da STW em indivíduos saudáveis (Magnan et al[101]

	Phase 1 Flexion momentum	**Phase 2 Extension**	**Phase 3 Unloading**	**Phase 4 Stance**
Start event	Initiation	Seat off	Gait initiation (gi)	Swing toe off
End event	Seat off	Peak vertical velocity	Swing toe off	Stance toe off
Features	General flexion of the body. COM moves forward and down. Vertical force initially decreases at feet before increasing rapidly. Horizontal velocity increases	Characterized by extension of lower limb joints and trunk as the body rises. A brief decrease in horizontal velocity is reversed toward the end of this phase	First swing phase of gait. Begins with a large mediolateral force for weight transference. Horizontal and vertical velocities continue to increase	First single leg stance. Horizontal velocity peaks. Vertical velocity decreases then reverses as the characteristic rise and fall pattern of the body during gait establishes

Levantar-se de uma cadeira durante uma tarefa "STW" em idosos saudáveis e sujeitos com DP:

Uma maior compreensão da tarefa STW como uma atividade da vida diária tem implicações claras para a prática clínica na avaliação e reabilitação de condições clínicas como o AVC e a DP. Embora a STW na população com DP não tenha sido avaliada, outros estudos avaliaram qualitativamente a STW na população com AVC .[116]

O STW é uma tarefa funcional muito importante nos indivíduos idosos. O seu declínio com o envelhecimento acentua o risco de queda e representa um fator que contribui para a perda de autonomia. Nos idosos, um melhor conhecimento dos componentes do STW e das suas diversas estratégias de movimento, juntamente com uma melhor compreensão dos factores limitantes, pode levar a melhores abordagens de reabilitação desta tarefa crítica. O fortalecimento dos músculos chave, particularmente os extensores do joelho, pode representar um objetivo importante dos programas de reabilitação propostos .[118]

O movimento STW é um movimento desafiante, funcional e quotidiano. A dificuldade relativa e a instabilidade inerente a esta tarefa podem revelar alterações precoces na mobilidade. Ao separar o movimento STW em STS e início da marcha, alguns indivíduos podem acomodar deficiências de mobilidade, tais como défices de equilíbrio ou de força. As alterações na velocidade do corpo para a frente durante este movimento podem refletir uma abordagem hesitante, sem uma separação completa dos movimentos, indicando um problema de mobilidade subjacente. A análise do movimento STW tem sido escassa na literatura e tem utilizado uma abordagem restrita .[101]

Dion et al[117] identificaram duas diferenças significativas entre os doentes com AVC e os controlos saudáveis com a mesma idade. A quase totalidade dos indivíduos saudáveis tinha efectuado a descolagem dos dedos dos pés antes de atingir a elevação total do corpo; no entanto, a maioria (16/19) dos doentes com AVC efectuou a descolagem dos dedos dos pés após a elevação total do corpo, o que levou ao que se designou por estratégia "não fluida". Além disso, foram identificadas diferenças temporais em que a duração da tarefa do doente com AVC foi 65% mais longa, com uma associação entre o grau de incapacidade e o aumento do tempo de execução da tarefa.

A análise mais recente da tarefa STW investigou o desempenho de um grupo de idosos em risco de queda (EARF). Kerr et al[60] alteraram a definição das fases da tarefa STW, mantendo inalteradas as fases I (momento de flexão) e IV (postura) e fundindo as fases II e III numa única fase (extensão). Os jovens saudáveis completaram a tarefa em 1,48 seg., consideravelmente mais rápido do que os tempos previamente reportados de 1,70 e 1,89 seg., apesar de não haver diferenças aparentes nos métodos. O grupo de idosos saudáveis completou a tarefa em 1,80 seg. (mais rápido do que um dos relatórios anteriores para os jovens) e o grupo EARF completou a tarefa em 4,15 seg.

Kerr et al[60] avaliaram recentemente idosos em risco de queda (EARF), concluindo que os EARF realizavam a STW de forma sequencial e significativamente mais lenta do que os adultos saudáveis com a mesma idade. Infelizmente, este estudo não forneceu uma análise biomecânica detalhada da tarefa motora nestas populações.

Kerr et al[60] concluíram que a incapacidade do grupo EARF para fundir a STW numa única tarefa. Foram sugeridas duas explicações possíveis para a lentidão do grupo EARF: a incapacidade de gerar força suficiente ou uma estratégia deliberada. A hipótese alternativa sugeria que o grupo EARF se movia mais lentamente como uma estratégia deliberada para minimizar o potencial de desestabilização do impulso para a frente, uma vez de pé. Foi sugerido que a incapacidade do grupo EARF de fundir a tarefa (definida como uma descolagem do assento escalonada e uma descolagem atrasada) era uma estratégia deliberada resultante de uma falta geral de capacidade e confiança.

O controlo postural durante actividades dinâmicas requer a integração de múltiplas vias sensoriais e motoras para que o sistema nervoso central possa coordenar as componentes antecipatória/postural e intencional/movimento da tarefa. As pessoas com DP apresentam défices acentuados na manutenção do equilíbrio durante as transições entre estados de equilíbrio estático e dinâmico. Uma tarefa funcional mais comum é a de giri a partir de uma posição sentada, que representa uma fusão de giri e STS. Assim, o STW é uma tarefa de transição complexa que impõe desafios tanto ao sistema de controlo postural locomotor como ao dinâmico e a sua avaliação biomecânica pode fornecer informações valiosas sobre os défices de controlo postural nesta população .[119]

Vários estudos têm-se debruçado sobre o movimento STS, especialmente em idosos, e alguns determinantes foram claramente identificados. No entanto, uma das principais limitações do estudo do movimento STS reside no ponto final do movimento, uma vez que os indivíduos com DP são normalmente solicitados a manterem-se imóveis depois de estarem de pé .[84]

No entanto, na vida quotidiana, o levantar de uma cadeira é normalmente seguido de um ou vários passos. Por este motivo, o movimento Sit-to-Walk parece ser mais significativo do ponto de vista funcional do que o STS. Embora o movimento STW tenha sido descrito em jovens saudáveis, há falta de dados sobre a realização desta tarefa em idosos .[116]

Kerr et al[116] consideraram o movimento STW como uma atividade única e contínua, durante a qual a iniciação à marcha começava com o sentar-se. A necessidade de decompor as diferentes fases deste movimento pode testemunhar uma maior fragilidade na execução de uma tarefa que se torna menos automática com o tempo.

As avaliações dos movimentos durante os instrumentos de testes clínicos subjectivos são necessárias para representar o movimento funcional normal, para avaliar os défices funcionais e o risco de queda. Para além do seu viés subjetivo inerente, estes instrumentos de avaliação têm sido criticados pela sua falta de sensibilidade[120] , uma desvantagem que afecta a deteção precoce de problemas de mobilidade. A capacidade de detetar o risco de queda tem sido descrita como um passo importante na prevenção de quedas .[121]

REFERÊNCIAS

1- **Albin R.L., Young A.B. e Penney J.B.:** A anatomia funcional dos distúrbios dos gânglios basais. Trends Neurosci, 1995; abril, Vol. (18), pp.63-64.

2- **Bear MF, Connors BW, Paradiso MA.** Neuroscience: exploring the brain. Lippincott, Williams, and Walliams. Baltimore, MD. 2nd Ed. 2001; pp: 300-320.

3- **Chesselet M.F. e Delfs J.M.:** Gânglios basais e perturbações do movimento: Uma atualização. Trends Neurosci, 1996; Out., Vol. (19).pp. 417419.

4- **Guyton A.C.:** Human Physiology and Mechanisms of Disease. W.B. Saunders Company, Philadelphia, PA, 1982; pp: 541-550.

5- **Marr J.A.:** The experience of living with Parkinson's disease. Jounal for neuroscience, 1991; Set., Vol. (23), pp.325-329.

6- **Goodman CC, Boissonnault WG.** Patologia: Implications for the physical therapist. W.B. Saunders Co. Philadelphia, PA. 3rd Ed. 1998; pp: 41-71.

7- **Butterfield P.G.:** Environmental antecedents of toung- onsetParkinson's disease. Neurol, 1993; Nov., Vol. (43), pp. 11501155.

8- **Ueno E. Yanagisawa N. e Takami M.:** Distúrbios da marcha no Parkinsonismo. Um estudo com forças de reação do solo e EMG. Adv. Neurol, 2005; Out., Vol. (60), pp.414-418.

9- **Feldman R.:** Individualização da doença de Parkinson. Thera. Hosp. Prac., 1997; Set., Vol. 20 (6), pp.80-90.

10- **Muskens L:** The central connection of the vestibular nuclei with corpus striatum and their significance for ocular movements and for locomotion, Brain, 1992; abril, Vol.30 (9), pp.1129-1135.

11- **Mitchell I.J., Boyce S. e Sam brook M.A:** A-2-deoxy-glucose study of the effects of dopamine agonists on the Parkinson's primate brain. Brain, 1992; Nov., Vol. (115), pp.809-815.

12- **Friedman J.:** Fatigue in Parkinson's disease, Neurology, 1993. Set., Vol. (43), pp.16-25.

13- **Kakinuma S., Nogaki H., Pramanik B., e Morimatsu M.**: Fraqueza muscular na doença de Parkinson: estudo isocinético dos membros inferiores. European Neurology, 1998; 39(4), 218-222.

14- **Blin, O., Ferrandez, A.M., Serratrice, G.:** Análise quantitativa da marcha em doentes de Parkinson: aumento da variabilidade do comprimento da passada. Journal of the Neurological Sciences, 1990; 98, 91-97.

15- **Nikfekr, E., Kerr, K., Attfield, S., Playford, D.E.:** Trunk movements in Parkinson's disease during rising from seated position. Mov. Disord, 2002; 17(2):274-282.

16- **Parkinson J.** An Essay on the shaking palsy. London: Whittingham and Roland, 1817; citado por Thomas A Buckley, 2007; pp: 412433.

17- **Svennilson E., Torvik A., Lowe R. e Leksell L:** Tratamento do Parkinsonismo por lesões termo estéreo tácticas na região palidal. Uma avaliação clínica. Ata psychiatric. Neurl. Sc., 1993; Vol. (33), pp. 358-377.

18- **Tanner C., Boetz C. e Klawans H.:** ANS disorder. In Handbook of Parkinson's disease. By koller W.1st ed., chapter 2, Marcel Dekker. Nova Iorque, 1997; pp.145-189.

19- **Hess S., Bertelt C. e Schaffrin A.:** Restauração da marcha em pacientes hemiparéticos não deambulatórios através de treino em tapete rolante com suporte parcial de peso corporal. Arch. Phys. Med., Rehabil, 1994; Ago., Vol. (75), pp.1087-1093.

20- **Fredericks CM, Saladin.** Fisiopatologia dos sistemas motores: Principles and clinical presentations. F.A. Davis Co. Philadelphia, PA. 3 rd Ed. 1996. 425-433.

21- **Allam MF, Castillo AS, Navajas RFC.** Factores de risco da doença de Parkinson: genéticos, ambientais ou ambos? Neuro Res., 2005; 27: 206208.

22- **Healy DG, Abou-Sleiman PM, Wood NW. PINK, PANK, ou PARK?** Um guia clínico para o Parkinsonismo familiar. Lancet Neuro. 2004; 3: 652 - 662.

23- **Rajput A., Rozdilsky B. e Hornykiewicz O.:** Parkinsonismo reversível induzido por medicamentos. Estudo clínico-patológico de dois casos. Arch J. Neurol, 2001; setembro, Vol. (39), pp. 644-666.

24- **Baer G, Smith M,** The recovery of walking ability and subclassification of stroke. Physiother Res Int; 2001; 6(3):135-44.

25- **Lozano A.M., Lang A.E., Galvez-Jimenez N., Miyasaki J., Duff J. e Hutchinson W.D.:** Effect of GPI pallidotomy on motor function in Parkinson's disease. Lancet, 1995; Dez., Vol. (346), pp. 138-142.

26- **Giladi N. and Fahn S.:** Freezing phenomena in patients with Parkinson Ian syndromes. Movement Disorders, 1997; Dez., Vol. (12), pp.302-305.

27- **Fuxe K.:** Heterogeneidades nos sistemas de neurónios dopaminérgicos e cotransimissão de dopamina nos gânglios basais e a relevância das interações recetor-recetor. In recent development in Parkinson's disease. Por Fahn S. Nova Iorque, Reven Press, 1996: pp: 654-780.

28- **Twelves D, Perkins KSM, Counsell C.** Systematic review of incidence studies of Parkinson's disease. Mov Disord., 2003; 18(1): 19-31.

29- **Jordan N.:** Cognitive components of reaction time in Parkinson's disease. J.Neurol. Neurosurg. Psychiatry, 2004; Vol. (53), pp.58-62.

30- **Lidsky T.I.:** The effects of stimulation of trigeminal sensory aferents up on caudate units in cats. Brain. Res. Bull, 2002; Vol. (4), pp.9-11.

31- **Tanner C.M., Ottman R. e Goldman S.M.:** Doença de Parkinson em gémeos: Um estudo etiológico. JAMA, 1999; abril, Vol. (28), pp.41-45.

32- **Klockgether T.** Doença de Parkinson: aspectos clínicos. Cell Tissue Res., 2004; 318:115-120.

33- **Mak MKY, Hui-Chan CWY.** A mudança de direção do movimento é fundamental para a bradicinésia parkinsoniana no sit-to-stand. Mov Disord., 2002; 17(6): 1188-1195.

34- **Louis E.D., Kallka L.A. e Lin Y.:** Comparação de caraterísticas extra-piramidais 31 casos patologicamente confirmados de doença dos corpos de lewy e 34 casos patologicamente confirmados de doença de Parkinson. Neurology, 1997; Dez., Vol. (48), pp.376-380.

35- **Crocus, D.M., Chen, C.M., Quinn, N.P., McAuley, J., Rothwell, J.C.:** Strength in Parkinson's disease: relationship to rate of force generation and clinical status. Ann. Neurol., 1996; 39, 79-88.

36- **Narabayashi H.** Três tipos de acinesia no curso progressivo da doença de Parkinson. Adv Neurol, 1993; 60: 18-24.

37- **Umphred DA.** Neurological Rehabilitation. Mosby- Year Book, Inc. St. Louis, MO. 3rd Ed., 1995; 615-625.

38- **Schrag A, Shlomo YB, Quinn N.** How common are complications of Parkinson's disease. J Neurol., 2002; 249: 419-423.

39- **Brown L.L., Schneider J.S e Lidsky T.I.:** Sensory and cognitive functions of the basal ganglia. Curr.Opin. Neurobiol, 1997; Dez., Vol. (7), pp.157-163.

40- **Xia R, Rymer WZ.** O papel da reação de encurtamento na mediação da rigidez na doença de Parkinson. Exp Brain Res., 2004; 156(4): 524528.

41- **Bartolic A, Pirtosek Z, Rozman J, Ribaric S.** A estabilidade postural dos doentes com doença de Parkinson é melhorada através da diminuição da rigidez. Euro J Neurol, 2005; 12:156-159.

42- **Brown P, Corcos DM, Rothwell JC.** Os tremores de ação parkinsonianos contribuem para a fraqueza muscular na doença de Parkinson? Brain, 1997; 120: 401-408.

43- **Bloem B.R., Beckley D.J., Van Dijk J.C., Zwinderman A.H., Remler M.P. and Roos R.A.:** Influence of dopaminergic medication on automatic postural responses and balance impairment in Parkinson's disease. Mov. Disord, 2003; Vol. (11), pp.509-521.

44- **Riley D.E., Fogt N. e Leigh R.J.:** A síndrome da acinesia pura e a sua relação com a paralisia supranuclear progressiva. Neurology, 2004; Out., Vol. (44), pp.1025-1029.

45- **Fahn S.:** Parkinsonism. In Merritt's textbook of neurology by Rowland L.P., 9th ed., Baltimore: Williams and Wilkins, 1995; Pp.713-728.

46- **Almeida Q.J., Wishart L.R. e Lee T.D.:** A influência disruptiva de um turno voluntário na coordenação de movimentos na doença de Parkinson. Neuropsychological, 2005; Nov., Vol. (41), pp.442-452.

47- **Giladi N., Treves T.A., Simon E.S. and Shabtai H.:** Gait festination in Parkinson's disease. Parkinsonism Relat. Disord. 2004; abril, Vol. (7), pp.135-138.

48- **Rothwell J.C.:** Physiological studies of electric and magnetic stimulation of the human brain. J. Physiol, 2001; abril, Vol. (43), pp.29-35.

49- **Balash Y, Peretz C, Leibovich G, Herman T, Hausdorff JM, Giladi N.** Falls in outpatients with Parkinson's disease. J Neurol, 2005; 252(11): 1310-1315.

50- **Bloem BR, Grimbergen YAM, Cramer M, Willemsen M, Zwinderman AH.** Avaliação prospetiva de quedas na doença de Parkinson. J Neurol, 2001; 248: 950-958.

51- **Ashburn A, Stack E, Pickering RM, Ward CD.** A communitydwelling sample of people with Parkinson disease: characteristics of fallers and non-fallers. Age Aging. 2001; 30: 47-52.

52- **Wood BH, Bilclough JA, Bowron A, Walker RW**. Incidence and prediction of falls in Parkinson disease: a prospective multidisciplinary study (Incidência e previsão de quedas na doença de Parkinson: um estudo prospetivo multidisciplinar). J Neurol Neurosurg Psychatry, 2002; 72: 721-725.

53- **Adkin AL, Frank JS, Jog MS.** Medo de cair e controlo postural na doença de Parkinson. Mov Disord., 2003; 18(5): 496-502.

54- **Mally J. e Stone T.W:** Melhoria duradoura dos sintomas de Parkinson após estimulação magnética transcraniana repetitiva. Med. Sci. Res., 1998; Nov., Vol. (26), pp.251-253.

55- **Jacobson E.:** Progressive Relaxation. University of Chicago Press. Chicago, 1998.

56- **Horak F.B., Nutt J.G. and Nashner L.M.:** Postural inflexibility in Parkinsonian subjects. J. Neurol. Sci., 1992; Nov., Vol. (111), pp.4658.

57- **Douglas J.C., Eugene O e Sid G.:** Critérios de diagnóstico para a doença de Parkinson. Arch. Neurol., 1999; Dez., Vol. (56), pp.33-39.

58- **Andy Kerr, B. Durward e K.M. Kerr:** Definição de fases para o movimento de sentar para andar. Clinical Biomech. 2004; 19, 385-390.

59- **Hass CJ, Gregor RJ, Waddell DE, Oliver A, Smith DW, Fleming RP, Wolf SL.** The influence of Tai Chi Training on the Center of Pressure Trajectory During Gait Initiation in Older Adults. Arch Phys Med Rehabil. 2004; 85(10): 1593-1598.

60- **Kerr A, Rafferty D, Kerr KM, Durward B.** Fases temporais do movimento de sentar para andar: Validade de um teste clínico. Gait Posture, 2006.

61- **Tyler W.:** História da doença de Parkinson. In hand book of Parkinson's disease. Por Koller W., 1st ed., 1997: Marcel Dekker, Nova Iorque. Pp.570-588.

62- **Wore M. e Greer M.:** A doença de Parkinson e o tratamento fisioterapêutico. Phys., Ther.1998: Dez., Vol. (53), pp.631-640.

63- **Schnkman M. e Butler R.:** Um modelo para o tratamento evolutivo multi-sistema de indivíduos com doença de Parkinson. Phys.Ther, 1999; Nov. Vol. (69), pp.932-950.

64- **Duvoisin R.:** Parkinson's disease a guide for patient and family. Raven Press, Nova Iorque, 2004; pp: 591-606.

65- **Kase S. e Riodan C.:** Rehabilitation approach in Koller, 2nd ed., 1997 in handbook of Parkinson's disease by Marcel Dekker, New York, pp. 215-230.

66- **Yamada K.:** Diret evidence for involvement of dopaminergic inhibition and cholinergic activation of yawning. J. Psychopharmacology, 2004: Sept., Vol. (67), pp. 39-43.

67- **Pederson D.:** The soothing effects of rocking as determined by the direction and frequency of movement. Can. J. Behav., 1995: Sci. Nov., Vol. (7), pp.237-250.

68- **Pederson S.:** Formação em grupo no Parkinsonismo: Quantitative measurements of treatment. Scand. J. Rehabil. Med., 1999: abril. Vol. (22), pp. 207-215.

69- **Roebroeck ME, Doorenbosch CA e Harlaar J:** Biomechanics and muscular activity during sit-to-stand transfer. Clin Biomech, 1994: 9, 235 - 244.

70- **Vander Linden DW, Brunt D e McCulloch MU:** Variant and invariant characteristics of the sit-to-stand task in healthy elderly adults. Arch Phys Med Rehabil, 1994: 75, 653 - 660.

71- **Kotake T, Dohi N, ajiwara T, Sumi N, Koyama Y, Miura T.** An analysis of sit-to-stand movements. Arch Phy Med Rehab, 1993; 74(10): 1095-1099.

72- **Berger W, Horstmann GA e Dietz V:** Paresia espástica: reflexos espinhais comprometidos e programas motores intactos. J Neurol Neurosurg Psychiatry: 1988; 51, 568 - 571.

73- **Lee MY, Wong MK, Tang FT, Cheng PT e Lin PS:** Comparação das respostas de equilíbrio e padrões motores durante a tarefa de sentar para ficar de pé com a mobilidade funcional em pacientes com AVC. Am J Phys Med Rehabil, 1997: 76, 401 - 10?

74- **Carr JH e Shepherd RB:** Deficiências e adaptações. In: Stroke rehabilitation: guidelines for exercise and training to optimize motor skill. Londres: Butterworth Heinemann, 2003, pp: 209 - 232.

75- **Rodosky M.Y., Andriacchi, T.P., Anderson, G.B.:** The influence of chair height on lower limb mechanics during rising. J.Orthop. Res., 1989; 7, 266-271.

76- **Tinetti ME e Ginter SF:** Identificação de disfunções de mobilidade em pacientes idosos: exame neuromuscular padrão ou avaliação direta? JAMA, 1988: 259, 1190 - 1193.

77- **Schenkman ML, Berger RA, Riley PO, Mann RW e Hodge WA:** Whole-body movements during rising to standing from sitting. Phys Ther, 1990: 70, 638 - 651.

78- **Bernardi M, Rosponi A, Castellano V, Rodio A, Traballesi M, Delussu AS e Marchetti M:** Determinantes da capacidade de sentar e levantar em idosos com deficiência motora. J Electromyogr Kinesiol: 2004; 14, 401 - 410.

79- **VanSant AF.** Passar de uma posição supina para uma posição erecta: descrição do movimento do adulto e uma hipótese de desenvolvimento. Phys Ther., 1988; 68(2):185 -192.

80- **Brunt D, Greenberg B, Wankadia S, Trimble MA e Shechtman O:** The effect of foot placement on sit to stand in healthy young subjects and patients with hemiplegia. Arch Phys Med Rehabil, 2002: 83, 924 - 929.

81- **Millington PJ, Myklebust BM, Shambes GM.** Biomechanical analysis of the sit-to-stand motion in elderly persons. Arch Phys Med Rehab, 1992; 73(7):609-617.

82- **Hirschfeld H, Thorsteinsdottir M, Olsson E.** Coordinated ground forces exercisted by buttocks and feet are adequately programmed for weight transfer during sit-to-stand. J Neurophysiol, 1999; 82(6): 3021 -3029.

83- **Hughes MA, Myers BS e Schenkman ML:** The role of strength in rising from a chair in the functionally impaired elderly. J Biomech, 1996: 29, 1509-1513.

84- **Janssen WGM, Bussmann HBJ e Stam HJ:** Determinants of the sit-to-stand movement: a review. Phys Ther, 2002: 82, 866 - 879.

85- **Brod M, Mendelsohn GA, Roberts B.** Patients experiences of Parkinson's disease. J Gerontol B Psychol Sci Soc., 1998; 53(4): 213222.

86- **Inkster LM, Eng JJ, Maclntyre DL, Stoessl AJ.** Leg Muscle Strength is reduced in Parkinson's Disease and Relates to the Ability to Rise from a Chair. Mov Disord., 2003; 18(2): 157-162.

87- **Inkster LM, Eng JJ.** Postural control during a sit-to-stand task in individuals with mild Parkinson's disease. Exp Brain Res., 2004; 154:33-38.

88- **Mak MKY, Hui-Chan CWY.** A velocidade de sit-to-stand pode ser modulada na doença de Parkinson. Clin Neurophysiol, 2005; 116(4): 780-789. 2005.

89- Paasuke M, Ereline J, Gapeyeva H, Joost K, Mottus K, Taba P. Leg-extension strength and chair-rise performance in elderly women with Parkinson's disease. J Aging Phys Act., 2004; 12(4):511-524.

90- Cheng, P.T.: The sit-to-stand movement in stroke patients and its correlation with falling. Archives of Physical Medicine and Rehabilitation, 1998; 79, 1043-1046.

91- Prosser L, Canby A: Further validation of the elderly mobility scale for measurement of mobility of hospitalized elderly people. Clin Rehabil, 1997; 11(4):338-43.

92- Mano Y., Sakakibara T., and Takayanagi T.: Kinesiological analysis of standing- up movement. Excerpta Medica International Congress Series, 1988; 804, 503-512.

93- Hobson P., Measuring the impact of Parkinson's disease with the Parkinson's disease quality of life questionnaire. Age Aging, 1999; 28, 341-346.

94- Campbell, A.J., Borrie, M., Speras, G.F: Risk factors for falls in a community based prospective study of people 70 years and over. J. Gerontol. Med. Sci., 1989; 44 (M), 112-117.

95- Brunt D, Liu SM, Trimble M, Brauer J, Short M. Principles underlying the organization of movement initiation from quiet stance. Gait Posture. 1999; 10:121-128.

96- Martin M, Shinberg M, Kuchibhatla M, Ray L, C arollo JJ, Schenkman ML. Gait Initiation in Community-Dwelling Adults with Parkinson Disease: Comparação com adultos mais velhos e mais jovens sem a doença. Phys Ther, 2002; 82(6): 566-577.2002.

97- Polcyn AF, Lipsitz LA, Kerrigan C, Collins JJ. Age-related changes in the initiation of gait: degradation of central mechanisms for momentum generation. Arch Phys Med Rehabil. 1998; 79(12): 1582-1589.

98- Henriksson M, Hirschfeld H. Physically Active Older Adults Display Alterations in Gait Initiation. Gait Posture, 2005; 21: 289296.

99- Woolley SM: Caraterísticas da marcha na hemiplegia. Topics Stroke Rehabil, 2001; 7, 1 - 18.

100-Wall J.C.B.C. et al: The timed get-up-and-go test revisited: measurement of the component tasks. Journal of Rehabilitation Research and Development, 2000; 37, 109-114.

101-Magnan A., McFadyen B.J., St-Vincent G: Modificação da tarefa sit-to-stand com a adição da iniciação da marcha. Gait and Posture, 1996; 4,232-241.

102-Ounpuu S: Análise clínica da marcha. In: Avaliação e gestão de distúrbios da marcha (Spivack BS, Eds). New York: Marcel Decker, 1995.

103-Perry J: Gait analysis: normal and pathological function (Análise da marcha: função normal e patológica). Thorofare, NJ: Slack, Inc., 1992; pp: 185 - 220.

104-Kerrigan DC, Schaufele M e Wen MN: Gait analysis. In: Rehabilitation medicine principles and practice (DeLisa JA e Gans BM, edrs). 3a ed. Philadelphia: Lippincott - Raven, 1998; pp: 167 - 187.

105-Rosin R, Topka H, Dichgans J. Iniciação da marcha na doença de Parkinson. Mov Disord., 1997; 12(5): 682-690.

106-Giladi N, McMahon D, Przedborski S, Flaster E, Guillory S, Kostic V, Fahn S. Motor blocks in Parkinson,s disease. Neurol., 1992; 42(2): 333-339.

107-Halliday SE, Winter DA, Frank JS, Patla AE, Prince F. O início da marcha em jovens, idosos e indivíduos com doença de Parkinson. Gait Posture, 1998; 8:8-14.

108-Gantchev N, Viallet F, Aurenty R, Massion J. Forward versus backward oriented stepping movement in Parkinsonian Patients. Motor control. 2000; 4(4):453-468.

109-Rocchi L, Chiari L, Mancini M, Carlson-Kuhta P, Gross A, Horak FB. Step initiation in Parkinson's disease: influence of initial stance conditions. Neurosci Lett. 2006; 406 (1-2):128-132.

110-Andrews C.: Influência da distonia na resposta à terapêutica de longa duração com L-dopa na doença de Parkinson. J. Neurol. Neurosurg. Psychiatry. 2005; Set., Vol. (36), pp. 630-636.

111-Nagasaki H., Kosaka K. e Nakamura R: Distribuição da formação do ritmo em pacientes com lesão hemisférica. Journal of Experimental Medicine, 2003; Nov., Vol. (135), pp.231-236.

112-Weiner W.: Medicamentos atualmente utilizados no tratamento da doença de

Parkinson. Relatório sobre a doença de Parkinson. National Parkinson's foundation, Miami, 2004; Dez., Vol. (11), pp.3-10.

113-Mitoma H., Hayashi R. e Yanagisawa N: Caraterísticas da marcha parkinsoniana e atáxica; um estudo utilizando electromiogramas de superfície, deslocamento angular e força de reação do pavimento. J. Neurol. Sci., 2004; abril, Vol. (174), pp.22-39.

114-Dietz V., Zilstra W., Prokop T. e Berger W.: Ativação dos músculos da perna durante a marcha na doença de Parkinson; Adaptação e coordenação das interligações. Eletroencefalograma. Clin. Neurophysiol, 2004; Out., Vol. (92), pp.408-415.

115-Koller W.C.: Handbook of Parkinson's disease. New York: Marcel Dekker, Inc., 2001; pp.482-488.

116-Kerr A., Durward B., Kerr, e K.M.: Definição de fases para o movimento de sentar-para-andar. Clin. Biomech, 2004; 19, 385-390.

117-Dion L, Malouin F, McFadyen B, Richards CL. Avaliação da mobilidade e da coordenação locomotora após acidente vascular cerebral com a tarefa "rise-to-walk". Neurorehabil Neural Repair. 2003; 17: 83-92.

118-P. Dehail, E. Bestaven, F. Muller, A. Mallet, e B. Robert: Análise do levantar de uma cadeira durante uma tarefa "Sit-to-Walk" em indivíduos idosos: O papel da força. Clinical Biomechanics, 2007; 22, 1096-1103.

119-Thomas A Buckley: Estabilidade postural dinâmica durante a transição do sentar para o andar em indivíduos com doença de Parkinson. Dissertação de doutoramento. Columbia University, 2007; pp: 50-90.

120-McGinley JL, Goldie PA, Greenwood KM, Olney SJ: Exatidão e fiabilidade dos dados da análise observacional da marcha: julgamentos de empurrão na marcha após acidente vascular cerebral. Phys Ther, 2003; 83(2):146-60.

121-Gillespie L: Preventing falls in elderly people (Prevenção de quedas em idosos). BMJ, 2004;
328(7441): 653-4.

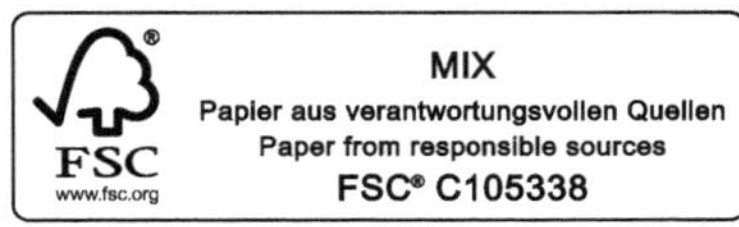

Printed by Books on Demand GmbH, Norderstedt / Germany